Anne TOGO
Bakary DIARRA
Akory AG IKNANE

Prescrição de antibióticos em pediatria

Anne TOGO
Bakary DIARRA
Akory AG IKNANE

Prescrição de antibióticos em pediatria

Em crianças com menos de 5 anos

ScienciaScripts

Imprint

Any brand names and product names mentioned in this book are subject to trademark, brand or patent protection and are trademarks or registered trademarks of their respective holders. The use of brand names, product names, common names, trade names, product descriptions etc. even without a particular marking in this work is in no way to be construed to mean that such names may be regarded as unrestricted in respect of trademark and brand protection legislation and could thus be used by anyone.

Cover image: www.ingimage.com

This book is a translation from the original published under ISBN 978-620-6-71237-4.

Publisher:
Sciencia Scripts
is a trademark of
Dodo Books Indian Ocean Ltd. and OmniScriptum S.R.L publishing group

120 High Road, East Finchley, London, N2 9ED, United Kingdom
Str. Armeneasca 28/1, office 1, Chisinau MD-2012, Republic of Moldova, Europe
Printed at: see last page
ISBN: 978-620-7-65584-7

ANNE TOGO, BAKARY DIARRA, AKORY AG IKNANE
PRESCRIÇÃO DE ANTIBIÓTICOS EM PEDIATRIA NO DISTRITO DE
BAMAKO

AUTORES

ANNE TOGO, Farmacêutica Geral, Faculdade de Farmácia da Universidade de Ciências, Técnicas e Tecnologias de Bamako, tendo concluído a sua tese de doutoramento na área da nutrição sob a supervisão do Professor Akory AG IKNANE e do Dr. Bakary Diarra. Realizou estágios no Laboratório Nacional de Saúde (LNS), no laboratório do Hospital do Mali e em diversas farmácias.
BAKARY DIARRA, médico de saúde pública, cientista qualitativo, professor assistente de saúde pública na Faculdade de Medicina e Odontoestomatologia de Bamako. Atualmente é Chefe do Departamento de Nutrição e Segurança Alimentar do Institut National de Santé Publique (INSP), e foi Secretário-Geral da Saúde, Diretor-Geral da Agence Nationale d'Évaluation des Hôpitaux (ANEH) e da Saúde Distrital e Comunitária . Diretor Médico do Centro ?
Akory AG IKNANE , Professor de Saúde Pública e Nutrição, Chefe do Mestrado em Nutrição da Faculdade de Medicina e Odontoestomatologia de Bamako, consultor da OMS para emergências de saúde, fortalecimento do sistema de saúde, formação, investigação e inovação, Presidente da Rede de Nutrição do Mali (REMANUT), Secretário-Geral da Sociedade de Saúde Pública do Mali (SOMASAP) e Editor-Chefe da revista científica Mali Santé Publique, ex-Diretor Geral do Instituto Nacional de Saúde Pública (INSP), da Agência Nacional de Segurança Sanitária dos Alimentos (ANSSA) e a Agência Nacional de Investimento para as Comunidades Territoriais do Mali (ANICT) - Bamako (Mali).

ANTECEDENTES E JUSTIFICAÇÃO

Os antibióticos são medicamentos utilizados para tratar infecções bacterianas . Eles podem matar bactérias ou impedir sua reprodução, permitindo que as defesas naturais do corpo as eliminem (1).

A era dos antibióticos começou para valer em 1941, após a produção industrial de penicilinas descoberta em 1929 por Flemming (2) . Um grande número de ATB existentes são constituídos por moléculas naturais, fabricadas por microrganismos: fungos ou outras bactérias (3). Mas a facilidade com que podem ser utilizados e o hábito de tratar doenças infecciosas com eles têm levado ao uso rotineiro de antibióticos em circunstâncias clínicas que, na maioria das vezes, não os justificam (4).

Manter a eficácia dos antibióticos no tratamento de doenças infecciosas é essencial para alcançar alguns ou todos os objetivos de desenvolvimento sustentável. Ao mesmo tempo, é importante atingir os objectivos de redução da resistência aos antibióticos (5).

Na África Subsaariana, a taxa de mortalidade ligada à resistência antimicrobiana é estimada em 27,3 mortes por ano por 100.000 habitantes(6). Um estudo realizado no departamento de pediatria do centro hospitalar nacional de Burkina Faso mostrou uma taxa de 79,1% de prescrições de antibióticos em crianças menores de um ano de idade (7).

Os tratamentos com antibióticos aumentaram a esperança de vida em mais de dez anos, mais do que qualquer outro tratamento médico. No entanto, o uso generalizado, mesmo abusivo, de certos antibióticos, incluindo como tratamentos preventivos ou curativos ou como suplementos alimentares na alimentação animal , na piscicultura, na medicina veterinária e humana , ou mesmo como pesticidas para tratamento de plantas (contra o fogo crestado , por por exemplo) introduziu uma pressão selectiva que levou ao desenvolvimento de populações de microrganismos resistentes aos antibióticos e a um declínio geral na eficácia terapêutica (3).

Confrontada com a dimensão do problema, a Organização Mundial da Saúde (OMS), na sua Assembleia Mundial realizada em maio de 2015, adotou um Plano de Ação Global (PAG) para combater a resistência antimicrobiana, que estabelece cinco objetivos. Este Plano de Acção sublinha a necessidade de uma abordagem eficaz de "um mundo, uma saúde", que envolva a coordenação entre muitos sectores e intervenientes internacionais, incluindo a medicina humana e veterinária , a agricultura, as finanças, o ambiente e consumidores bem informados. A OMS convidou então os países membros a implementar as medidas propostas no Plano de Acção Global de Combate à Resistência Antimicrobiana, adaptando-as às prioridades nacionais e às circunstâncias específicas para elaborar um Plano de Acção Nacional (PNA). O objetivo 4 deste plano é otimizar a utilização de medicamentos antimicrobianos na saúde humana e animal (8), e o objetivo 5 é fazer investimentos sustentáveis para combater a resistência antimicrobiana (9).

A introdução generalizada de antibióticos após a Segunda Guerra Mundial foi um dos avanços terapêuticos mais importantes do século XX. Nos hospitais, isto levou a um aumento do risco nosocomial, devido à falta de tratamento adequado para certos germes particularmente resistentes (10).

Além de aumentarem a resistência, os antibióticos podem ter efeitos secundários bem descritos em pacientes individuais: a exposição precoce aos antibióticos está associada a efeitos a curto prazo, tais como um risco aumentado de candidíase invasiva, enterocolite necrosante, sépsis de início tardio e morte, mas também com doenças alérgicas, obesidade, diabetes e doenças inflamatórias intestinais mais tarde na vida, provavelmente devido a alterações no microbioma infantil (11). Nos serviços de urgência pediátrica, a patologia infecciosa é um motivo frequente de internamento, pelo que os antibióticos são frequentemente prescritos, mais frequentemente para infecções respiratórias agudas.

Estas prescrições não estão isentas de consequências clínicas e epidemiológicas, porque embora sejam bem toleradas, são susceptíveis de causar efeitos secundários indesejáveis a nível individual e, colectivamente, contribuem para a pressão selectiva que leva a um aumento na resistência bacteriana a os referentes mais utilizados (12) . Como resultado, estes microrganismos estão a adaptar-se aos antibióticos, cuja eficácia contra infecções para as quais eram anteriormente activos diminuiu consideravelmente. Este fenómeno, conhecido como resistência bacteriana aos antibióticos, é hoje um verdadeiro problema de saúde pública, associado a um fardo socioeconómico significativo (13). O consumo excessivo e o uso indevido de antibióticos, bem como práticas de prevenção de infecções abaixo do ideal, são responsáveis pelo desenvolvimento de resistência aos antibióticos. O consumo global de antibióticos aumentou 65% entre 2000 e 2015, impulsionado por um aumento no uso em países de rendimento médio e baixo, o que representa uma ameaça à saúde global . para a saúde. O consumo global de antibióticos em 2015 foi estimado em 42,3 bilhões de doses diárias definidas(14). As consequências para a saúde e os custos económicos da resistência antimicrobiana (RAM) são estimados em 10 milhões de mortes humanas por ano e numa queda de 2 a 3,5% no produto interno bruto (PIB) global, ou 100 biliões de dólares, até 2050 (15). a resistência é uma das ameaças mais graves à saúde global, à segurança alimentar e ao desenvolvimento. Pode afetar qualquer pessoa, em qualquer idade e em qualquer país (9), pelo que o uso racional de antibióticos prescritos de forma empírica ou probabilística na ausência de evidência laboratorial é uma das medidas essenciais para prevenir o aparecimento de germes multirresistentes. Várias causas têm sido descritas como responsáveis pelo surgimento da resistência bacteriana aos antibióticos. Estes incluem o uso inadequado e indiscriminado de antibióticos. Estas bactérias, ao tornarem-se insensíveis a qualquer tratamento, limitam a gama de antibióticos disponíveis na terapêutica médica. A situação é ainda mais alarmante porque as infecções causadas por bactérias resistentes conduzem frequentemente ao prolongamento do estado patológico e ao aumento da taxa de mortalidade. A aquisição destas múltiplas resistências levou a uma perda de eficácia na terapia antibiótica, levando finalmente a um impasse terapêutico (13).

No entanto, a sua utilização exige muito rigor, pois o manuseamento incorreto pode aumentar as suas desvantagens, nomeadamente a ocorrência de efeitos secundários, o risco de gastos desnecessários e, sobretudo, a propagação da resistência bacteriana. Nos hospitais, as desvantagens da terapia antibiótica são agravadas por uma maior taxa de prescrição, patologias mais graves e uma maior incidência de germes multirresistentes (7).

No Mali, como em muitos outros países em desenvolvimento, os antibióticos são frequentemente prescritos numa base probabilística e não controlada, devido à escassez de laboratórios de análises biológicas, cujos serviços estão além das possibilidades das famílias locais e, portanto, afectam o desempenho precoce de testes microbiológicos específicos. ; existe também a indisponibilidade e inacessibilidade financeira de certos antibióticos seleccionados para testes de sensibilidade aos antibióticos, se realizados. Tudo isto tem um impacto definitivo na qualidade da prescrição médica em geral e na prescrição de antibióticos em particular. Isto é agravado por internações hospitalares mais prolongadas(16). Esta resistência bacteriana aos antibióticos coloca o problema da escolha da terapia antibiótica (17).

Desde a sua descoberta, os antibióticos têm prestado serviços inestimáveis em patologia infecciosa. Certas infecções causadas por germes sensíveis tornaram-se muito raras, mesmo que não tenham desaparecido completamente. O conhecimento das regras de prescrição de antibióticos ajuda a limitar a prescrição inadequada, mas é essencial fazer um balanço da situação antes de tomar qualquer medida terapêutica. Com isto em mente, colocámo -nos as seguintes questões: (i) A prescrição de antibióticos a crianças menores de 5 anos de idade nas enfermarias pediátricas do Distrito de Bamako cumpre as Normas Nacionais? e (ii) Que fatores influenciam a qualidade desta prescrição de antibióticos? Foi em resposta a estas questões que foi iniciado o presente estudo sobre a prescrição de antibióticos em crianças com menos de 5 anos de idade nas enfermarias pediátricas do distrito de Bamako. Em resposta a este problema, faremos uma avaliação geral da qualidade da prescrição de antibióticos para crianças menores de 5 anos nas enfermarias pediátricas do distrito de Bamako, com base numa descrição das características socioprofissionais dos prescritores, e numa tipologia de prescrições em enfermarias pediátricas, a fim de determinar o cumprimento, identificar fatores que influenciam a qualidade dessa prescrição e orientar opções de prescrição para crianças.

INFORMAÇÕES GERAIS SOBRE PATÓGENOS E ANTIBIÓTICOS

Informações gerais sobre bactérias

Uma bactéria é um organismo unicelular com estrutura muito simples, sem núcleo ou organelas, material genético difuso, geralmente sem clorofila e se reproduz por cissiparidade. As bactérias geralmente medem entre 0,1 e 50 micrômetros. Podem ser curvas ou alongadas, esféricas ou espirais (18) .

Características da estrutura das bactérias (19) .

As **paredes das** bactérias são constituídas por um envelope rígido que garante a integridade das bactérias e, portanto, é responsável pela forma das células. Protege contra variações na pressão osmótica. A parte comum a todas as paredes bacterianas é o peptidoglicano (ou mureína), o envelope mais interno. A composição da parede varia de acordo com a espécie e grupo bacteriano .

Nas bactérias Gram+, a parede celular consiste principalmente de peptidoglicano. Contém ácido teicóico (TA) ligado ao peptidoglicano e aos lipídios da membrana. Os ácidos lipoteicóicos (LT) retêm o violeta na coloração de Gram.
A parede das células Gram é muito mais complexa. O peptidoglicano é fino e pouco denso. O constituinte essencial é o lipídio A acoplado a resíduos de glucosamina e fósforo. Estão presentes fosfolipídios e proteínas incorporadas, garantindo coesão com a membrana, ligação com peptidoglicano e permeabilidade ou não permeabilidade. As porinas são essenciais para a vida das bactérias, mas também para a ação dos ATBs.

A membrana plasmática é uma estrutura interna na interface entre o citoplasma e as estruturas externas. Possui estrutura trilamelar constituída por uma bicamada fosfolipídica associada a proteínas. As principais funções da membrana plasmática são permeabilidade seletiva e transporte, respiração e excreção de enzimas hidrolíticas.

O citoplasma contém RNA solúvel (RNA mensageiro e RNA de transferência) e ribossomos, cerca de 15.000 ribossomos compostos de proteínas ribossômicas e RNA divididos em subunidades. Existe uma grande variedade de inclusões no citoplasma. Servem para armazenar reservas orgânicas ou inorgânicas.

O aparelho nuclear consiste no cromossomo da célula procariótica, localizado em uma região de formato irregular chamada nucleóide. O cromossomo geralmente é único. É o portador da informação genética. É uma dupla hélice circular (às vezes linear), superenrolada por topoisomerases. É composto por DNA (60%), RNA (30%) e proteínas (10%). O DNA extracromossômico não é essencial para a vida.

Os plasmídeos são moléculas de DNA de fita dupla que se replicam independentemente do cromossomo, podem ser integradas nele e são transmissíveis. Eles carregam características de fertilidade (fator F) e características de resistência a antibióticos (fator R).

Elementos transponíveis são fragmentos de DNA que se movem dentro do genoma bacteriano por transposição, daí o nome transposon. O transposon é incapaz de replicação. Os ribossomos bacterianos compreendem duas subunidades, 50S e 30S. Funcionalmente, existem dois locais para síntese de proteínas. O sítio aminoacil hospeda o acil-tRNA e o sítio peptidil hospeda a cadeia de aminoácidos que está sendo formada. Alguns antibióticos interferem na síntese protéica nesses dois locais.

Algumas bactérias têm estruturas inconstantes. Esta é a cápsula inconsistente, superficial, composta por polissacarídeos ácidos. Está ligado a certos poderes patogênicos, pois evita a fagocitose. Pode ser encontrado em estado solúvel nos fluidos corporais. Está envolvido na identificação infraespecífica. Essa tipagem é um dos métodos utilizados para reconhecer epidemias.

Os glicocálices são polímeros polissacarídeos extremamente comuns que circundam as bactérias e são difíceis de visualizar, exceto por microscopia eletrônica. O glicocálice também é chamado de limo porque envolve as células. É responsável pela fixação de bactérias às células e suportes inertes.

Flagelos são proteínas. Eles estão ancorados no citoplasma por uma estrutura complexa. Desempenham um papel na mobilidade e no poder antigênico utilizado para diferenciar espécies bacterianas.

Pili ou fímbrias são estruturas fibrilares rígidas localizadas na superfície das bactérias Gram- e, excepcionalmente, das bactérias Gram+. Essas estruturas são mais finas que os flagelos. Existem dois tipos: os pili comuns, que podem fixar bactérias especificamente à superfície das células eucarióticas, e os pili sexuais codificados por plasmídeos (fator F), que desempenham um papel na ligação das bactérias entre si e na adesão bacteriana.

O esporo bacteriano é a forma de sobrevivência da bactéria. Está presente na forma vegetativa que é metabolicamente ativa e potencialmente patogênica ou metabolicamente inativa e não patogênica (forma de esporos). A transformação da forma vegetativa em esporo é conhecida como esporulação.

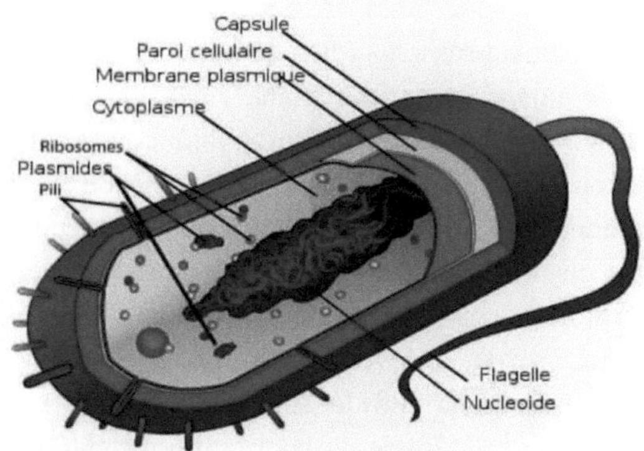

Figura 1: Estrutura de uma bactéria (20).

Informações gerais sobre antibióticos

Os antibióticos são substâncias químicas, naturais ou sintéticas, que exercem ação específica sobre microrganismos: bactérias ou protozoários. Quando essas moléculas são capazes de matá-los, dizemos que são **bactericidas** , e quando se limitam a impedir sua proliferação, dizemos que são **bacteriostáticas** (21).

Historicamente , o primeiro antibiótico a ser identificado foi a penicilina . Embora Ernest Duchesne já tivesse descoberto as propriedades curativas do Penicillium glaucum no final do século XIX [e] , a descoberta da penicilina pode ser atribuída a Sir Alexander Fleming , que percebeu em 1928 que algumas das suas culturas bacterianas em pratos esquecidos tinham sido contaminadas por os experimentos de seu colega de bancada estudando o fungo Penicillium notatum , e que este último estava inibindo sua reprodução. Mas a importância desta descoberta, as suas implicações e os seus usos médicos só foram compreendidos e desenvolvidos após a sua redescoberta, entre as duas guerras mundiais, particularmente após o trabalho de Howard Walter Florey, Ernst Chain e Norman Heatley em 1939.

Em 1932, Gerhard Domagk da Bayer AG desenvolveu o Prontosil, uma sulfonamida , o primeiro antibiótico sintético. No entanto, foi a descoberta subsequente no Institut Pasteur , no laboratório de química terapêutica dirigido por Ernest Fourneau, das propriedades antibióticas da sulfanilamida, o agente ativo do Prontosil, (uma descoberta publicada em 1935 por Jacques e Thérèse Tréfouel, Federico Nitti e Daniel Bovet) que efetivamente abriu o caminho para a sulfamidoterapia . Esse primeiro antibiótico sintético abriu uma nova forma de combater muitas doenças que antes eram consideradas incuráveis.(22) . Em 1939, René Dubos isolou a tirotricina (uma mistura de tirocidina e gramicidina) de Bacillus brevis , cuja ação antibacteriana ele havia observado. Embora a gramicidina tenha sido de facto o primeiro antibiótico a ser comercializado, a sua utilização limitou-se à aplicação tópica; tóxica quando administrada por via intravenosa, a gramicidina mostrou-se altamente eficaz durante a Segunda Guerra Mundial na cicatrização de feridas e úlceras. Como recordou mais tarde o próprio Howard Florey , a descoberta da gramicidina foi um passo decisivo na medida em que incentivou a investigação das aplicações terapêuticas da penicilina, que até então tinha sofrido vários reveses. Em 1944, Selman A. Waksman, Albert Schatz e E. Bugie descobriram a estreptomicina, o primeiro antibiótico a ter efeito sobre o bacilo de Koch , possibilitando o tratamento da tuberculose . Em 1952, a eritromicina, o primeiro macrólido conhecido, recentemente isolado por JM McGuire da Eli Lilly , foi comercializado sob a marca Ilosone. A vancomicina foi descoberta em 1956. Seguiu-se o desenvolvimento das quinolonas a partir de 1962, e dos seus derivados, as fluoroquinolonas , na década de 1980. No início da década de 1970, a investigação em antibióticos desacelerou acentuadamente, à medida que o arsenal terapêutico da época tornava é possível tratar eficazmente a maioria das infecções bacterianas. Em 2000, a linezolida (aprovada pela FDA em 18 de Abril de 2000) foi colocada no mercado americano devido ao surgimento de resistência. Linezolida pertence a uma nova classe de compostos conhecidos como oxazolidinonas (3).

Classificação de antibióticos

Os antibióticos podem ser classificados de acordo com sua origem, estrutura , mecanismo e espectro de atividade.

Classificação de acordo com a origem

Existem três grupos principais de antibióticos :

- Antibióticos naturais, produzidos por microrganismos: Fungos inferiores como

Penicillium e Cephalosporium; Bactérias Bacillus e especialmente Streptomyces (90% dos antibióticos são produzidos por Streptomyces);
- Antibióticos hemi-sintéticos ou semissintéticos: resultam da transformação química de compostos naturais;
- Antibióticos artificiais: obtidos por síntese química (22).

Classificação por estrutura (23)

Moléculas com a mesma estrutura química básica podem ser encontradas na mesma família, embora algumas delas frequentemente tenham apenas um ou dois membros: as seguintes famílias podem ser distinguidas

1. Beta-lactâmicos (β-lactâmicos) ou antibióticos β-lactâmicos

Os beta-lactâmicos são uma família de antibióticos estruturalmente muito semelhantes, pois todos contêm um núcleo **beta-lactâmico :**

Penicilinas

As penicilinas são classificadas em 5 categorias principais

A penicilina G (benzilpenicilina) é uma penicilina natural sensível às penicilinases e administrada por via parenteral. Eles são os antibióticos de escolha para infecções otorrinolaringológicas (faringite estreptocócica), infecções brônquicas e infecções de tecidos moles (furúnculos, carbúnculos, gangrena). A benzilpenicilina ainda é usada em combinação para septicemia, endocardite e meningite. Também é usado para tratar a sífilis e certas infecções localizadas ou generalizadas causadas por germes sensíveis.

As penicilinas V (fenoximetilpenicilina) são penicilinas naturais sensíveis às penicilinases. Ainda são indicados para infecções estreptocócicas (erisipela, escarlatina, etc.) e infecções pneumocócicas.

Penicilina M (oxacilina, cloxacilina). Essas penicilinas são resistentes às penicilinases devido à sua estrutura química, o que lhes confere impedimento estérico. São utilizados no tratamento de infecções causadas por estafilococos sensíveis, sejam localizadas (otorrinolaringológicas, pulmonares, ósseas) ou generalizadas, e infecções causadas por estafilococos e/ou estreptococos A. As especialidades à base de oxacilina foram retiradas do mercado em maio de 2011 devido aos seus efeitos desfavoráveis. relação benefício-risco.

Penicilina A ou aminopenicilinas (amoxicilina, ampicilina). São amplamente utilizados para tratar infecções localizadas (otorrinolaringológicas, pulmonares, etc.) ou infecções generalizadas, bem como para tratar uma ampla gama de doenças. do que muitas outras infecções. A sua combinação com aminoglicosídeos é justificada em infecções graves.

As ureidopenicilinas são eficazes contra germes gram-negativos

Carbapenêmicos (Imipenem, Meropenem, Ertapenem, Doripenem). Esses antibióticos injetáveis são reservados para infecções graves.

Monobactamos (Aztreonam): Este antibiótico é indicado para uma série de infecções em adultos: geniturinárias, broncopulmonares, septicémicas, cutâneas, intra- abdominais e gineco-obstétricas.

2. Cefalosporinas

As cefalosporinas são antibióticos intimamente relacionados às penicilinas. Eles têm um mecanismo de ação semelhante, mas compartilham a estrutura do ácido 7-aminocefalosporânico. Eles são divididos em três grupos: 1ª, 2ª e 3ª geração.

Cefalosporinas de 1ª geração (C1G): cefaclor, cefadroxil, cefalexina, cefatrizina, cefazolina e cefradina. São indicados para infecções otorrinolaringológicas, respiratórias e urinárias agudas ou recorrentes causadas por germes sensíveis.

Cefalosporinas de 2ª geração (C2G): cefuroxima e cefoxitina são caracterizadas pela resistência à hidrólise pelas beta-lactamases. Esses medicamentos só devem ser prescritos com base em antibiograma para infecções resistentes ao C1G.

Cefalosporinas de 3ª geração (C3G): Cefotaxima, Cefpodoxima, Ceftriaxona, Cefixima, Ceftazidima, Cefotiam, Cefepima, Cefpirome são indicadas para o tratamento de infecções resistentes a outros antibióticos beta-lactâmicos.
As cefalosporinas podem ser utilizadas em mulheres grávidas ou amamentando com efeitos adversos limitados.

3. Inibidores de beta-lactamase

A amoxicilina é por vezes combinada com ácido clavulânico para evitar a sua destruição por certas bactérias. Exemplo: Amoxicilina + ácido clavulânico,

Ticarcilina + ácido clavulânico. Os inibidores de beta-lactamases são substratos suicidas que se ligam irreversivelmente à beta-lactamase, preservando assim a atividade dos beta-lactâmicos a ela associados . Principalmente efeitos colaterais gastrointestinais, como diarreia. Tomá-lo com uma refeição e combiná-lo com probióticos limitaria este efeito indesejável.

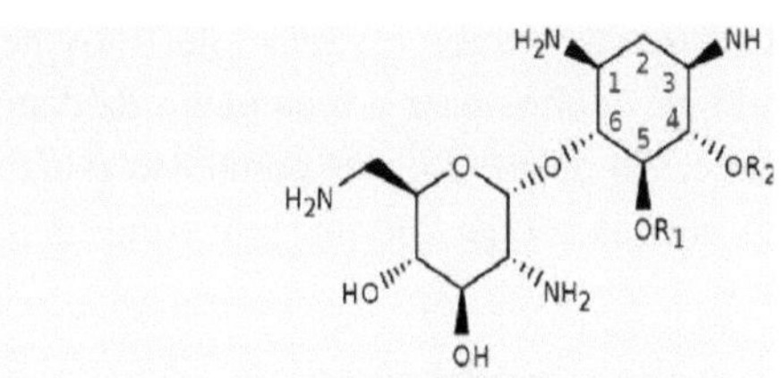

Molécula de penicilina Núcleo básico das cefalosporinas Figura 2 :
Estruturas químicas dos subgrupos beta-lactâmicos **(23)** .

4. Aminoglicosídeos

Esses antibióticos são reservados para infecções geralmente graves. Eles são ativos contra bactérias gram-positivas, principalmente estafilococos. Eles são heterosídeos naturais ou hemi-sintéticos. Praticamente não passam pela parede do intestino e, portanto, são menos eficazes. administrado por injeção, exceto no caso de tratamento local de infecções intestinais . Os antibióticos betalactâmicos são indicados no tratamento de diversas doenças infecciosas, em especial doenças urinárias e renais, pois são eliminados na forma ativa pelos rins. São eles: Amicacina, Gentamicina, Netilmicina, Estreptomicina, Neomicina, Espectinomicina.

Figura 3: Núcleo central dos aminoglicosídeos (23).

Núcleo central de aminoglicosídeos, composto por 2-desoxitreptamina (direita) e glucosamina (esquerda). Este núcleo central corresponde ao antibiótico neamina. Os demais aminosídeos são substituídos nas posições 4 ou 5 da desoxistreptamina (posições R1 ou R2).

5. Macrolídeos e compostos relacionados

Os macrolídeos possuem atividade bacteriostática ou bactericida, dependendo da sua concentração e da sensibilidade dos germes. Eles são eficazes contra cocos gram-positivos aeróbicos e anaeróbicos, cocos gram-negativos, como gonococos e meningococos, bacilos gram-negativos, como Helicobacter pylori, e germes como Legionella pneumophilia, Mycoplasma, Chlamydia e Mycobacterium avium (pacientes infectados pelo HIV). . Alguns macrolídeos podem ser usados durante a gravidez. A espiramicina também é utilizada no tratamento da toxoplasmose em mulheres grávidas. São eles: Eritromicina, Azitromicina, Claritromicina, Josamicina, Roxitromicina, Espiramicina, Telitromicina.

6. Lincosamidas: Lincomicina

As lincosaminas são utilizadas no tratamento de uma variedade de doenças infecciosas graves, incluindo as dos brônquios, ouvidos, boca e dentes, pele e ossos e trato genital. Eles também são usados para prevenir a endocardite bacteriana .

7. Sinergistinas ou estreptograminas : As sinergistinas são usadas

principalmente em infecções otorrinolaringológicas, incluindo sinusite aguda, infecções broncopulmonares, infecções estomatológicas e infecções genitais (prostatite), infecções de pele osso infecções articulares. Risco significativo de Evitar associação com colchicina, ciclosporina ou tacrolimus . São eles: Pristinamicina quinupristina/dalfopristina

8. Fidaxomicina: Fidaxomicina

A fidaxomicina é bactericida e inibe a síntese de RNA pela RNA polimerase bacteriana. É indicado em adultos para o tratamento da diarreia aguda associada ao Clostridium difficile. No momento, este composto está disponível apenas em hospitais. A dose recomendada é de 200 mg (um comprimido duas vezes ao dia durante 10 dias).

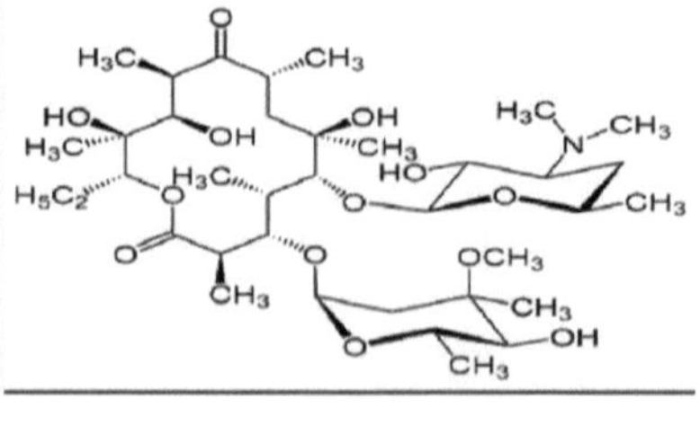

Figura 4 : Estrutura química da Eritromicina (23) .

9. Quinolonas e fluoroquinolonas

Quinolonas são antibióticos sintéticos. São indicados para infecções geniturinárias, gastrointestinais, otorrinolaringológicas, osteoarticulares, broncopulmonares, oculares e auditivas.

São eles: Fluoroquinolonas: Norfloxacina, Péfloxacina, Ofloxacina, Levofloxacina, Ciprofloxacina, Enoxacina, Moxifloxacina, Loméfloxacina.

10. Tetraciclinas

As tetraciclinas são antibióticos originalmente isolados de culturas de Streptomyces. Eles agora são obtidos por hemisíntese.

Esses antibióticos são bacteriostáticos de amplo espectro. Eles agem inibindo a síntese de proteínas bacterianas. Essas moléculas se difundem bem pelo tecido.

1º ciclinas de geração: Clortetraciclina, Oxitetraciclina. Essas ciclinas são usadas apenas topicamente.

Ciclinas de 2ª geração: Doxiciclina , Minociclina, Limeciclina, Metilenociclina,

Estas ciclinas são indicadas para infecções agudas do trato respiratório causadas por germes intracelulares (Chlamydiae, Coxiella, Mycoplasma, etc.), bem como infecções por psitacose e Haemophilus influenzae após falha de outros tratamentos. São indicados no tratamento de acne, periodontite e doença de Lyme. São os antibióticos de escolha para infecções sexualmente transmissíveis (clamídia, micoplasma, sífilis). A doxiciclina é usada na quimioprofilaxia da malária.

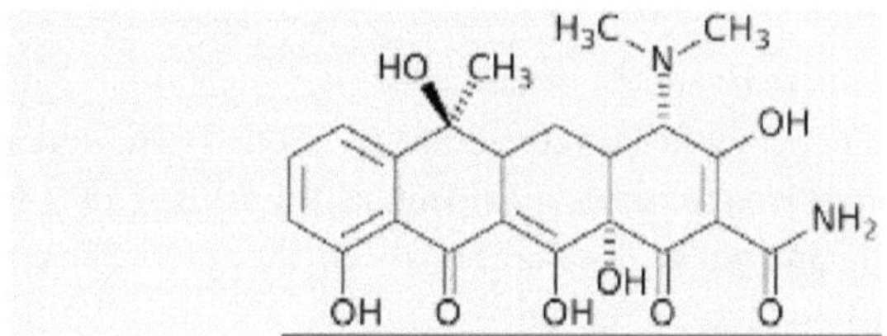

Figura 5: Estrutura química das tetraciclinas (23).

11. Glicopeptídeos

Esses antibióticos não são absorvidos por via oral e são usados apenas na forma injetável. São indicados em casos de infecções por Gram-positivos resistentes ou alergia a antibióticos betalactâmicos. São eles: Vancomicina, Teicoplanina.

12. Sulfonamidas

Eles são para

- Local: Sulfadiazina argentique

- ORL: Sulfarazol, em combinação com eritromicina, este antibiótico é prescrito para otite média aguda com germes sensíveis.

- Sulfonamidas intestinais: Sulfassalazina prescrita para retocolite hemorrágica e doença de Crohn.

- Sulfonamidas urinárias: Sulfametizol indicado para cistite.

- Sulfonamidas gerais: Sulfadiazina, combinação: Sulfametoxazol + Trimetoprima indicada para infecções por pneumoccystis carinii, prostatite, cistite, otite, sinusite, certas infecções broncopulmonares, infecções digestivas, etc.

- Sulfonamidas antimaláricas: Sulfadoxina

Ácido fusídico

Este antibiótico é bacteriostático em doses baixas e bactericida em doses mais elevadas. Raramente é usado como monoterapia devido às muitas cepas resistentes. Ainda é indicado principalmente para infecções por Staphylococcus aureus, em combinação com um aminoglicosídeo ou betalactâmico. Também é utilizado como monoterapia em certos casos de conjuntivite bacteriana envolvendo germes sensíveis.

Fosfomicina

A fosfomicina é um derivado do ácido fosfórico. É injetável e indicado para infecções graves em combinação com outro antibiótico (antibióticos beta-lactâmicos, aminosídeo, colistina, glicopeptídeo). Fosfomicina + trometamol é indicado como tratamento de dose única para cistite aguda. São eles: Fosfomicina, fosfomicina + trometamol

Linezolida

Antibiótico pertencente à nova classe das oxazolidinonas, indicado em infecções nosocomiais por germes gram-positivos resistentes ou em casos de alergia a outros antibióticos. Este antibiótico deve ser iniciado no hospital. Exemplo: Linezolida

Polimixinas

Esta família de antibióticos atua apenas em germes Gram-negativos; esses antibióticos praticamente não são absorvidos pela mucosa digestiva. As formas orais são usadas como anti-sépticos intestinais. Eles ainda são frequentemente usados na terapia com aerossol para infecções pulmonares causadas por germes sensíveis. São eles: Polimixina B, Polimixina E

Classificação de acordo com o mecanismo de ação dos antibióticos

As diferentes classes de antibióticos possuem diferentes mecanismos de ação e, na maioria das vezes, exercem diversos efeitos sobre uma única bactéria.

Antibióticos que inibem a síntese da parede bacteriana

Esta categoria inclui :

- Antibióticos ß-lactâmicos , que inibem a transpeptidase envolvida na síntese do Eles são ativos apenas em bactérias em crescimento que sintetizam peptidoglicano.

- Glicopeptídeos (vancomicina, ristocetina e teicoplanina), que se ligam a um intermediário de síntese.

- A bacitracina só é ativa em bactérias Gram-positivas. A membrana externa das bactérias Gram-negativas é impermeável a esta molécula.

Antibióticos inibidores da membrana citoplasmática

A extremidade hidrofóbica das polimixinas penetra na membrana e se incorpora à camada lipídica, enquanto a extremidade hidrofílica é direcionada para fora. O resultado é a desorganização da estrutura da membrana, levando à morte celular.

Antibióticos que inibem a síntese de proteínas

Os ribossomos procarióticos não são constituídos pelas mesmas proteínas que os ribossomos eucarióticos e possuem diferentes coeficientes de sedimentação. Existem inibidores da subunidade 50, que impedem a ligação de um novo aminoácido à cadeia em crescimento (fenicóis) ou a transferência da cadeia em crescimento do sítio A para o sítio P (macrólidos, lincosamidas, estreptograminas); da subunidade 30 Svedberg, que previnem ou interrompem a ligação de aminoacil-tRNAs aos ribossomos (tetraciclinas, aminoglicosídeos).

Antibióticos ativos no metabolismo dos ácidos nucléicos e seus precursores

É feita uma distinção entre antibióticos activos, por um lado, na síntese de ARN e, por outro , na síntese de ADN ou dos seus precursores.

- As sulfonamidas atuam na síntese do ácido fólico, cofator na síntese de bases purinas e pirimidinas para incorporação em ácidos nucléicos. A sua acção específica deve-se ao facto dos eucariotas não sintetizarem ácido fólico .

- As diaminopiridinas inibem a redução do ácido fólico aproveitando a diferença na sensibilidade da diidrofolato redutase bacteriana em comparação com a enzima nas células eucarióticas.

Antibióticos que inibem vias metabólicas

Nos procariontes, o metabolismo ocorre através de uma ampla variedade de vias porque eles adquiriram a capacidade de se adaptar à vida em ambientes nutritivos e em condições de sobrevivência muito diferentes daquelas dos eucariotos. Apesar disso, o número de moléculas de antibióticos que atuam nesse nível e podem ser utilizadas clinicamente é muito pequeno.

Antibióticos antianaeróbicos

Algumas bactérias são capazes de viver anaerobicamente usando vias redox independentes de oxigênio e podem atingir níveis de potencial redox significativamente mais baixos do que nos eucariotos. Isto permite a ativação metabólica específica de certas moléculas, como os nitroimidazóis, conferindo-lhes um efeito particular sobre estes organismos e outros parasitas anaeróbios.

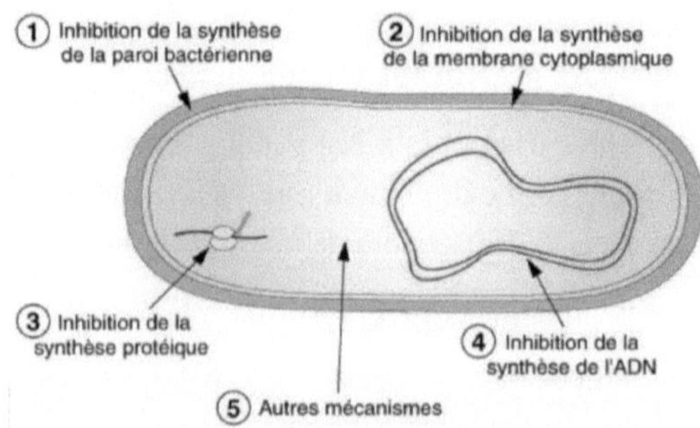

Figura 6: Mecanismo de ação dos antibióticos (24).

Classificação dos antibióticos de acordo com seu espectro de atividade

O espectro de atividade de um antibiótico corresponde ao conjunto de espécies bacterianas que lhe são sensíveis. Um antibiótico de amplo espectro atua sobre um grande número de bactérias, incluindo bacilos e cocos gram-positivos e gram-positivos. Um antibiótico de espectro estreito atua apenas em bacilos e cocos gram-positivos (25).

Antibióticos de espectro estreito : matam apenas um número limitado de bactérias. Eles podem atingir e matar as bactérias causadoras de doenças, deixando vivas outras bactérias, que podem ser benéficas.

Antibióticos de amplo espectro : São eficazes contra muitas bactérias, incluindo algumas que são resistentes a antibióticos de espectro estreito(24).

Tabela I: Classificação dos antibióticos de acordo com seu espectro(25)

Gram + e Cocci Gram -	Bacilo Gram -	Amplo espectro
Penicilina G Penicilina V Cloxacilina antiestafilocócica Meticilina em combinação com ácido clavulânico Lincomicina Clindamicina Macrolídeos	Ampicilina Polipeptídeos de aminoglicosídeos de amoxicilina Furanos Quinolonas	Sulfonamidas / TMP Cefalosporinas (variável com geração) Fenicolatos Tetraciclinas Cotrimoxazol

Boas práticas de prescrição de antibióticos Definição de prescrição

No exercício da medicina , prescrever é o ato pelo qual um profissional de saúde autorizado ordena recomendações terapêuticas a um paciente (26).

As etapas que todo médico realiza para fazer um diagnóstico: o histórico médico, o   exame físico e quaisquer exames complementares.

A primeira coisa que um médico faz quando o consulta para uma consulta é fazer perguntas. Isso é chamado de história. Depois de perguntar a sua idade, o médico fará perguntas em uma ordem precisa, das mais amplas às mais específicas: Quais são os seus hábitos de vida? Em relação à sua profissão, onde mora, tabagismo, álcool, sedentarismo, alimentação, etc.Qual é o seu histórico médico? Em termos de doenças, alergias, operações, deficiências, etc. Ele ou ela pode perguntar-lhe se certas patologias ocorrem na sua família. Quais são os seus tratamentos atuais, sejam temporários ou crônicos ? Qual é a história da sua doença? Há quanto tempo você apresenta sintomas, o que são e como se desenvolveram?

Após a anamnese, o **exame físico ocorre em** 4 etapas: **Inspeção, que consiste na** observação do paciente; **palpação** , que consiste em tocar e apalpar determinadas partes do corpo; **percussão, que** procura ruídos anormais batendo na nuca, por exemplo; e **a ausculta, na qual** o médico ouve determinados órgãos internos (coração, intestinos, pulmões) com um aparelho chamado estetoscópio.

Exames complementares são solicitados pelo médico se necessário, mas não de forma sistemática. Por exemplo, ele pode medir sua pressão arterial. Alguns testes requerem mais equipamentos. Estes podem incluir exames de varredura, raios X, ressonâncias magnéticas , biópsias, exames de sangue, etc(27). Estes podem incluir:

Exame Citobacteriológico de Urina (UCE)

O ECBU é um exame de urina que detecta a possível presença de um microrganismo patogênico na urina. Este teste é essencial se houver suspeita de infecção do trato urinário. A ECBU é importante para detectar qualquer infecção da esfera urogenital. Os médicos geralmente prescrevem um ECBU como parte do diagnóstico de prostatite, pielonefrite **ou** cistite .

O ECBU é realizado regularmente como teste de triagem em mulheres grávidas para prevenir o desenvolvimento de infecção assintomática do trato urinário. O ECBU também pode ser usado para detectar uma possível infecção antes de uma operação ou quando um cateter urinário é inserido durante um longo período de tempo (28).

Análise do líquido cefalorraquidiano (LCR)

Um teste de LCR é uma série de testes que utilizam uma amostra de líquido cefalorraquidiano para ajudar a detectar problemas no cérebro e na medula espinhal, bem como outras condições que afetam o sistema nervoso central. Uma infecção do cérebro ou da medula espinhal pode causar os seguintes sintomas: Dor de cabeça intensa, febre, náuseas e vômitos, confusão, sensibilidade à luz , rigidez de nuca , etc.(29).

Cultura de sangue

A hemocultura é um exame médico usado para detectar a presença de bactérias ou microrganismos patogênicos no sangue. É uma ferramenta diagnóstica essencial para identificar infecções bacterianas sistêmicas, muitas vezes referidas como bacteremia ou septicemia. É fundamental que a amostra seja colhida em condições estéreis, para evitar contaminação por germes da pele, por exemplo, que distorceriam os resultados. A amostra também deve ser transportada em condições estéreis. As hemoculturas podem ser colhidas em diversas situações, incluindo suspeita de septicemia, febre prolongada e inexplicável, complicações em pessoas com abscessos, furúnculos ou infecções dentárias graves, ou febre em pessoas com cateteres, cateteres ou próteses.

Teste de suscetibilidade a antibióticos

Um teste de suscetibilidade a antibióticos é um teste microbiológico que avalia qualquer resistência adquirida de uma cepa bacteriana aos antibióticos aos quais é naturalmente sensível, na ausência de resistência adquirida, e que pode, portanto, teoricamente, ser usada para tratá-la. O parâmetro básico para avaliar a sensibilidade (ou resistência) de uma bactéria a um antibiótico é a concentração inibitória mínima (CIM) desse antibiótico em relação à bactéria testada (29). São necessárias a CIM (concentração inibitória mínima) e a MBC (concentração bactericida mínima).

Um antibiótico pode ser considerado bactericida quando o seu CBM é aproximadamente igual à sua CIM. Um antibiótico cujo CBM seja muito superior à CIM, de modo que sua concentração no local da infecção in vivo não atinja o valor do CBM, será considerado bacteriostático(30).

Resistência bacteriana aos antibióticos.

A resistência aos antibióticos é a capacidade de uma bactéria resistir aos efeitos dos antibióticos . É uma das formas de resistência aos medicamentos, diferente do fenômeno da tolerância aos antibióticos (31).

Resistência inata ou natural Resistência natural

A resistência natural ocorre quando todas as cepas da mesma espécie bacteriana são resistentes a um determinado antibiótico. Algumas bactérias são naturalmente resistentes a muitas moléculas. A resistência natural é estável e é transmitida aos descendentes. A sua base genética é o cromossoma bacteriano, mas não é, ou é apenas até certo ponto, transmissível horizontalmente, ou seja, de uma bactéria para outra dentro da mesma espécie ou entre espécies diferentes. A resistência natural é conhecida e pode, portanto, ser contornada alargando o espectro dos antibióticos, modificando a sua estrutura química, uma vez que se trata, na realidade, de bactérias insensíveis ao modo de acção do antibiótico .

Resistência adquirida

A resistência adquirida ocorre quando uma ou mais cepas de uma espécie bacteriana naturalmente sensível a um antibiótico tornam-se resistentes a ele. A resistência adquirida resulta de mecanismos ligados ao DNA bacteriano e é, portanto, caracterizada por mutações ou transferências de genes resistentes de uma bactéria resistente para uma bactéria suscetível. A aquisição de genes de resistência pode resultar da transferência de material genético contendo um ou mais genes de resistência de uma bactéria resistente. Este segundo mecanismo é o mais difundido e o mais preocupante, pois pode envolver simultaneamente vários antibióticos, ou mesmo várias famílias de antibióticos. Uma mesma cepa bacteriana pode acumular mecanismos de resistência, mutações ou aquisição de genes, dando origem à multirresistência. Bactérias multirresistentes ou MRB, resistentes a diversas famílias de antibióticos, e bactérias pan-resistentes são aquelas que levam a impasses terapêuticos. Não são os antibióticos que causam mutações; mutações são um fenômeno raro, mas natural. No entanto, a presença de antibióticos tende a favorecer a estirpe resistente: os antibióticos eliminam as bactérias não mutadas, enquanto as bactérias mutadas resistem e podem multiplicar-se, tornando o tratamento antibiótico ineficaz.

Mecanismos de resistência

Inativação de antibióticos pela produção de enzimas específicas .

As enzimas produzidas pelas bactérias desorganizam e quebram as ligações específicas entre o antibiótico e o seu alvo, levando à sua ineficácia. As betalactamases, enzimas produzidas por bactérias, degradam os antibióticos da classe dos betalactâmicos, que atuam inibindo a síntese de peptidoglicanos. As beta-lactamases de espectro estendido (ESBLs) são uma família grande e altamente heterogênea de enzimas bacterianas descobertas na década de 1980 na França, que conferem às bactérias a capacidade de hidrolisar uma grande variedade de penicilinas, bem como cefalosporinas.

Impermeabilidade das bactérias aos antibióticos.

Ao variar a permeabilidade da membrana citoplasmática, a bactéria impede que o antibiótico penetre no citoplasma.

Eliminação de antibióticos por bombas de efluxo .

A síntese ou aquisição de bombas de efluxo pelas bactérias evita que o antibiótico se acumule no ambiente intracelular. Os níveis de concentração são então insuficientes para causar a morte das bactérias. Várias classes de antibióticos estão envolvidas, incluindo tetraciclinas, fluoroquinolonas e aminoglicosídeos.

Modificação do alvo.

As bactérias modificam a conformação do alvo ou impedem que o antibiótico se ligue ao seu local de ação, camuflando os locais-alvo. Dessa forma, mesmo em concentrações elevadas, o antibiótico permanece intacto e ativo, mas não produz efeito(32).

Outro mecanismo: " altruísmo

Além desses mecanismos muito bem descritos, bactérias altamente resistentes são capazes de sintetizar indol em quantidades muito grandes para atender às necessidades de bactérias sensíveis. Destaca-se apenas uma minoria de indivíduos altamente resistentes, esses mutantes ajudando os demais ao produzir indol, que ajuda as células a combater o estresse oxidativo e a se livrar dos antibióticos. Isto evita que as células mais fracas morram e dá-lhes tempo para, por sua vez, adquirirem resistência. Este composto orgânico tem dupla função de resistência: efluxo de antibióticos e ativação de uma via metabólica (33).

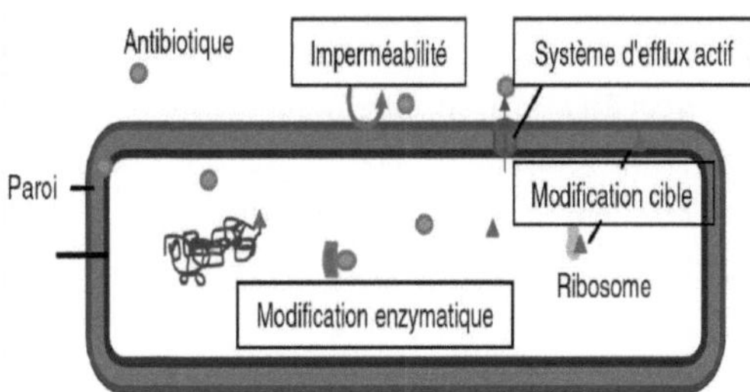

Figura 7: Mecanismo de resistência (34) .

Indicação de antibioticoterapia (35) .

Os antibióticos são prescritos para combater certas infecções bacterianas. Mas quais cuidados devem ser tomados ao usar esses medicamentos? Ao entrar nesses detalhes, apresentaremos as regras práticas para o uso de antibióticos.

Regras práticas para o uso de antibióticos :

Antibioterapia curativa

A antibioticoterapia curativa é a terapia antibiótica destinada a tratar uma infecção progressiva .

Pode ser adaptado a uma determinada bactéria desde o início, quando a infecção tiver sido documentada e a sensibilidade ao antibiótico for conhecida a partir de um antibiograma . Também pode ser probabilístico, ou seja, prescrito antes de conhecer as bactérias envolvidas e/ou a sua sensibilidade ao antibiótico. É uma prescrição fundamentada, tendo em conta as bactérias habitualmente responsáveis por uma determinada infecção e a sua sensibilidade habitual aos vários antibióticos administrados para estas indicações.

Antibioticoterapia profilática ou preventiva

A antibioticoterapia profilática é a terapia antibiótica prescrita para prevenir o desenvolvimento de uma infecção específica sob certas condições. Também é administrado antes da cirurgia, pois sabe-se que a abertura da pele pode causar infecção. Uma injeção de antibiótico é, portanto, administrada 30 minutos antes da incisão ser feita.

Monoterapia antibiótica ou terapia dupla

Na maioria dos casos, as infecções nas cidades são tratadas com **monoterapia** . Não há indicação para uma combinação. Por outro lado, em pessoas hospitalizadas com infecção que apresentem quadros clínicos mais graves e com bactérias um pouco mais resistentes, poderá ser introduzida terapia dupla. A terapia combinada também pode ser prescrita para pessoas que tomam antibióticos regularmente e que correm o risco de desenvolver bactérias resistentes a antibióticos .

Duração da antibioticoterapia

A terapia antibiótica pode ser prescrita por um período que varia de alguns dias a várias semanas ou até meses . A duração do tratamento com antibióticos depende da origem da infecção. Para infecções graves, o tratamento prolongado com antibióticos pode durar de 6 a 12 semanas .

Monitoramento da antibioticoterapia

A terapia antibiótica é monitorada principalmente quanto ao risco de alergia. É por isso que a questão da alergia aos antibióticos, particularmente aos da família das penicilinas ou cefalosporinas, deve sempre ser levantada antes de iniciar o tratamento com antibióticos. Também é importante alertar os pacientes sobre os efeitos colaterais frequentes e informá-los sobre como tomar antibióticos para limitar esses efeitos. Para ciclos prolongados de antibióticos, superiores a 7 dias, são realizados testes biológicos a cada 7 a 10 dias, especialmente para antibióticos que possam ser tóxicos para o fígado ou os rins .

Combinação de antibióticos :

Ao decidir sobre a terapia antibiótica, uma combinação de antibióticos pode ser escolhida por três razões principais:

- Um espectro antibacteriano mais amplo ;
- Prevenir a seleção de germes resistentes ;
- Aumento da velocidade bactericida através de ação sinérgica.
Em bacteriologia, as combinações de antibióticos são caracterizadas por interações :

- Indiferença: a atividade de um antibiótico não é afetada pela presença do outro;
- Adição: o efeito da combinação é igual à soma dos efeitos de cada antibiótico estudado separadamente na mesma concentração da combinação;

- sinergia: o efeito da combinação é significativamente maior que a soma das atividades de cada antibiótico estudado separadamente (36).

As regras estabelecidas por Jawetz e Gunnison em 1952 ainda fornecem uma base lógica sólida para o tratamento, embora estudos mais recentes específicos para cada antibiótico possam colocar estes dados em perspectiva. Estas regras baseiam-se no seguinte princípio: se um antibiótico bacteriostático impede a multiplicação dos germes pelo seu modo de ação, reduz a proporção de germes na fase de multiplicação e, portanto, a eficácia de um antibiótico bactericida, que é ativo na multiplicação dos germes. Por isso :

- A combinação de dois antibióticos bactericidas pode produzir um efeito sinérgico .

- A combinação de dois antibióticos bacteriostáticos geralmente tem efeito aditivo .

- A combinação de um antibiótico bactericida com um antibiótico bacteriostático pode ter efeito antagônico(37).

ABORDAGEM METODOLÓGICA

Foi realizado um estudo transversal e descritivo em serviços pediátricos do distrito de Bamako, envolvendo dois hospitais, o Hospital do Mali e o Hospital Gabriel Touré, dois centros de saúde de referência (Commune V e Commune VI) e dois CSCOMs (Yirimadio e Kalaban Coura). Ocorreu durante três meses, de abril de 2023 a junho de 2023.

Os dados foram coletados de prescrições e registros como fontes primárias de informação, e de crianças menores de cinco (5) anos de idade e prescritores como fontes secundárias. Utilizando uma abordagem de escolha fundamentada, foram selecionadas 481 prescrições e todos os prescritores que emitiram as prescrições da amostra foram entrevistados.

Todas as crianças menores de 5 anos de idade atendidas em enfermarias pediátricas nos 6 locais do estudo que receberam prescrição de antibióticos e cujos pais concordaram em participar do estudo foram incluídas em nosso estudo.

O estudo centrou-se na variável dependente representada pela qualidade da prescrição, e as demais variáveis independentes diziam respeito ao prescritor, ao local de prescrição, ao paciente, ao diagnóstico, às indicações de antibioticoterapia, ao antibiótico utilizado e à prescrição (ver tabela abaixo).

Os dados foram digitados no Microsoft Word 2016 e analisados no SPSS e Excel. Os testes estatísticos utilizados foram o Qui-quadrado de Pearson ou, na sua falta, o teste exato de Fisher, com intervalo de confiança de 95%.

Do ponto de vista ético, uma carta de apresentação foi depositada em cada instituição e a concordância do pessoal que trabalha no departamento foi obtida antes de cada coleta. Todos os nossos pacientes receberam um número de anonimato. Somente este número foi utilizado para entrada e análise dos dados. Nenhum paciente foi incluído em nosso estudo sem consentimento prévio e explícito. Nossos dados foram usados apenas para melhorar a prescrição e o manejo do paciente. Em caso de divulgação, através de apresentação em fórum científico ou publicação em revista científica, a identidade dos pacientes não será conhecida.

Variáveis do estudo

Variável dependente	Variáveis independentes	Característica das variáveis independentes
	Prescritor e site de prescrição	- Número de anos de experiência do prescritor, Local de prescrição, - Perfil de gênero, - Treinamento recebido em antibioticoterapia, - RENAM disponível.
	Paciente	- Data de entrada; Idade, - Gênero, - Ocupações dos pais, Alergia(s), - Paciente internado ou ambulatorial, - Motivo da internação, - Peso da criança,
Qualidade da prescrição	Diagnóstico e indicações para antibioticoterapia	- Germe(s), Patologia(s) envolvida(s) - Natureza da amostra, - Disponibilidade de antibiogramas
	Terapia antibiótica	- Família de antibióticos, Nome do antibiótico, Via de administração, - Dosagem - Número de vezes ao dia, efeitos colaterais
	Prescrição e prescrição	- Sobrenome e nome(s) do paciente; - Nome do prescritor; - Endereço do prescritor; - Presença da idade do paciente; - Assinatura do médico; - Sexo do paciente mencionado; - Carimbo do médico; - Peso do paciente; - Data da prescrição mencionada.

Operacionalização da variável principal

- De acordo com o nosso método, uma receita é de boa qualidade quando atende aos seguintes requisitos:

- O diagnóstico é consistente com o medicamento prescrito segundo a RENAM ou outra recomendação nacional,

- A dosagem está de acordo com as recomendações da RENAM ou outras recomendações nacionais ,

- A posologia está de acordo com as exigências da RENAM ou outra recomendação nacional ,

- A duração do tratamento está de acordo com a RENAM ou outras recomendações nacionais ,

- Forma galênica respeitada,

- A via de administração está de acordo com as indicações da RENAM ou outras recomendações nacionais.

- No entanto, se uma receita não cumprir todos estes requisitos , é considerada de qualidade insuficiente de acordo com os nossos critérios.

RESULTADOS

Durante o período do nosso estudo, coletamos 481 prescrições de antibióticos. As informações coletadas nas prescrições e nos registros nos deram os seguintes resultados

Características sociodemográficas de crianças com prescrição de antibióticos

Tabela II: Distribuição dos pacientes por características sociodemográficas dos alvos do estudo

Características sociodemográficas	Variáveis	Número de empregados (%)	IC 95%
	[0-12]	243 (50,5)	46,07-54,97
Faixa etária	[12-59]	238 (49,5)	42,21-57,55
	Fêmea	221 (46,0)	41,75-50,62
Gênero	Macho	260 (54,0)	49,38-58,25
	Bamaco	19 (4,0)	2,71-6,33
Região de origem	Fora de Bamako	452 (94,0)	91,24-99,5
	Fora do Mali	10 (2,0)	1,13-3,78
	Centro de saúde comunitário	276 (57,4)	52,92-61,72
Site de prescrição	Centro de referência	145 (30,1)	26,22-34,39
	Hospital	60 (12,5)	9,82-15,73

A faixa etária [0-12] representou 50,5% dos casos. A média de idade foi de 17,7 meses, com extremos de 1 e 59 meses. Predominou o sexo masculino, representando 54% dos casos. A proporção sexual foi de 1,17. A maioria dos casos veio de fora de Bamako (94%). Os CSCOMs foram maioria, respondendo por 57,4% dos casos.

Características sociodemográficas de pais de crianças com prescrição de antibióticos

Tabela III: Distribuição dos pacientes por características parentais

Características de pais	Variável	trabalhadores	Percentagem	IC 95%
	Primário	34	7,2	5,1-9,72
	Secundário	106	22,1	18,56-25,96
	Superior	125	26,1	22,27-30,09
Nível de escolaridade de	Escola corânica	105	21,8	18,37-25,74
Pais	Não	79	16,4	13,38-20,0
	Não especificado	32	6,4	4,75-9,24
	Varejista	144	29,9	26,02-34,18
	Funcionário	106	22	18,56-25,96
Ocupações dos pais	Trabalhador	102	21,2	17,79-25,08
	Funcionário público	60	12,5	9,82-15,73
	Agricultor	18	3,8	2,38-5,84
	Estudante	1	0,2	0,04-1,17
	Não especificado	27	5,6	3,89-8,04
	Não inscrito	201	41,8	37,46-46,24
	Primário	38	7,9	5,81-10,66
Nível de escolaridade de	Secundário	90	18,7	15,48-22,44
Mães	Superior	75	15,6	12,62-19,11
	Escola corânica	74	15,4	12,44-18,88
	Não especificado	3	0,6	0,21-1,82
	Empregada	313	65,1	60,71-69,2
	Varejista	94	19,5	16,25-23,32
	Funcionário	27	5,6	3,89-8,04
Ocupações das mães	Funcionário público	23	4,8	3,21-7,07
	Aluno/Aluno	22	4,6	3,04-6,83
	Não especificado	1	0,4	0,04-1,17
	Outros a especificar	1	0,4	0,04-1,17

Os lojistas representaram 29,9% da nossa amostra para os pais e as donas de casa representaram 65,1% para as mães. O ensino superior representou 26,1% dos casos para os pais e 41,8% para as mães.

Características dos prescritores

Tabela IV: Distribuição dos prescritores por características do prescritor

Características de especificadores	Variáveis	trabalhadores n=25	Percentagem	IC 95%
	Macho	17	68	46,5-85,05
Gênero	Fêmea	8	32	14,95-53,50
	Clínico geral	7	28	12,07-49,39
Perfil	interno	13	52	31,31-72,20
	Pediatra	2	8	0,98-26,03
	DES em pediatria	3	12	2,55-31,22
Número de anos	>03 anos	16	64	50,06-80,02
Experiência	≤ 03 anos	9	36	20,8-50,9
Treinamento recebido	Sim	5	20	15,68-31,64
	Não	20	80	72,49-93,85
Disponibilidade de	Não	24	96	79,65-99,9
RENAM	Sim	2	8	5,45-10,19
Total		25	100,0	

Os homens representaram 68% dos casos. Proporção sexual (M/F): 2,12. Os residentes representaram 52% dos casos. A maioria dos prescritores tinha mais de 03 anos de experiência, ou seja, 64% dos casos. 20% dos prescritores receberam treinamento em antibioticoterapia. A RENAM estava disponível para 4% dos prescritores

Estado de saúde das crianças com prescrição de antibióticos Histórico médico das crianças

Tabela V: Distribuição dos pacientes segundo características clínicas .

Características clínicas	Variável	trabalhadores	Percentagem	IC 95%
Situação ao nascer	Prazo	476	99	98,18-99,79
	Sem prazo	5	1	0,21-1,82
	Correto	461	95,8	93,67-97,29
Estado de vacinação	Incompleto	12	2,5	1,43-4,31
	Não realizado	8	1,7	0,85-3,25
	Idade apropriada	435	90,4	87,48-92,61
Fonte de energia	Não apropriado	37	7,7	5,63-10,42
	Não especificado	9	1,9	0,99-3,52
Alergia	Sim	28	5,8	4,06-8,28
	Não	453	94,2	91,72-95,94
	Ambulatório	442	92,0	89,81-94,55
Modo de rastreamento	Hospitalizado	39	8,0	5,45-10,19

A maioria dos nascimentos ocorreu a termo (99% dos casos). A vacinação foi correta em 95,8% dos casos. A dieta estava adequada à idade da criança em 90,4% dos casos. As alergias estiveram presentes em 5,8% dos pacientes. Os principais sintomas dessas alergias foram espirros, coriza, tosse, erupção cutânea e coceira. 92% das crianças eram pacientes ambulatoriais.

A condição das crianças na admissão nos estabelecimentos de saúde

Tabela VI: Distribuição dos pacientes segundo sinais de início da doença

Sinais do início da doença	Número n=481	Percentagem	IC 95%	
Febre	338	70,3	67,03-73,64	
Rinorréia	182	35,1	31,9-39,04	
Tosse	169	37,8	32,08-42,89	
Diarréia	95	19,7	16,07-20,03	
Vômito	65	13,5	9,05-18,7	
Erupção cutânea	54	11,2	8,6-14,9	
Dor de cabeça	25	5,2	2,4-9,01	
Convulsão	9	1,9	0,99-3,52	
Outro	14	2,9	1,74-4,83	

Outros: anorexia (8), astenia (4), inchaço (2)

A febre foi o principal sinal de aparecimento, correspondendo a 70,3% dos casos.

Tabela VII: Distribuição dos pacientes por condição na admissão

Condição de admissão	Variável	trabalhadores	Percentagem	IC 95%
	36	59	12,3	9,63-15,5
	37	194	40,3	36,04-44,78
Temperatura	38	178	37,0	32,81-41,41
	39	42	8,7	6,55-11,59
	40	8	1,7	0,85-3,25
	Alterado	31	6,5	4,58-9,00
Condição geral	Bom	345	71,7	67,54-75,57
	Justo	105	21,8	18,37-25,74
	MAM	10	2,1	1,13-3,78
Estado nutricional	MAS	14	2,9	1,74-4,83
	Normal	457	95	92,68-96,62

A temperatura mais comum foi de 37°C, correspondendo a 40,3% dos casos. A média foi de 37,5°C, com extremos de 36,0 e 40,0°C. O estado geral era bom em 71,7% dos casos. O MAM foi responsável por 2,1% dos casos.

Tabela VIII: Distribuição dos pacientes segundo sinais físicos de infecção

Sinal físico		Número n=481	Percentagem	IC 95%
Febre isolada		120	24,9	21,04-28,01
Digestivo		93	19,3	16,1-23,01
Pulmonar		82	17,0	14,1-20,0
Cutâneo		68	14,1	10,6-17,09
Otorrinolarin gologista		53	11,1	8,97-14,01
Neurológico		7	1,5	0,57-2,69
Urinário		2	0,4	0,11-1,5
Não especificado	51	10,6	7,1-14,01	

A febre isolada foi o principal sinal físico, responsável por 24,9% dos casos.

Tabela IX: Distribuição dos pacientes segundo as hipóteses diagnósticas evocadas

Premissas	Número n=481	Percentagem	IC 95%	
Infecções respiratórias	291	60,4	56,3-65,01	
Malária	65	13,5	8,54-17,87	
Gastroenterite	51	10,6	6,89-14,01	
Varicela	38	7,9	3,83-10,07	
Meningite	17	3,5	1,5-7,43	
Alergia	4	0,8	0,32-2,12	
Infecção de feridas	4	0,8	0,32-2,12	
Abscesso	3	0,6	0,21-1,82	
Conjuntivite	3	0,6	0,21-1,82	
Candidíase	3	0,6	0,21-1,82	
Otite	2	0,4	0,11-1,5	
Queimar	1	0,2	0,04-1,82	

A infecção respiratória foi a hipótese mais comum (60,4%).

Testes diagnósticos secundários Tabela X: Testes biológicos

Exame biológico	Variável	trabalhadores	Percentagem	IC 95%
	Não realizado	426	88,5	85,18-90,92
	Normal	23	4,8	3,21-7,07
NFS	Hiperleucocitose com PNN	20	4,2	2,71-6,33
	Trombocitopenia	8	1,7	0,85-3,25
	Hiperleucocitose linfocítica	4	0,8	0,32-2,12
	Positivo	14	2,9	1,74-4,83
PCR	Negativo	19	4,0	2,54-6,09
	Não realizado	448	93,1	90,52-95,07
	Positivo	4	0,8	0,32-2,12
LCR BCE	Negativo	2	0,4	0,11-1,5
	Não realizado	475	98,6	97,03-99,29
	Positivo	18	3,7	2,38-5,84
TDR/GE	Negativo	171	35,6	31,40-39,93
	Não realizado	292	60,7	56,27-64,97

A hiperleucocitose com PNN foi responsável por 4,2% dos casos. A PCR foi positiva em 2,9% dos casos. BCE positivo representou 0,8% dos casos. O RDT/GE foi positivo em 18 pacientes, uma taxa de 3,7%.

Tabela XI: Distribuição dos pacientes segundo radiografias.

Radiografia	trabalhadores n=481	Percentagem	IC 95%
Normal	3	0,6	0,21-4,78
Patológico	23	4,8	3,21-7,07
Não realizado	455	94,6	92,20-96,28
Total	481	100,0	

As radiografias foram patológicas em 4,8% dos casos.

Tabela XII: Distribuição dos pacientes por diagnóstico

Diagnóstico	Número n=481	Percentagem	IC 95%
Infecções respiratórias	146	30,3	26,04-34,76
Amidalite	69	14,3	10,2-19,91
Malária	56	11,6	9,05-17,87
Infecção otorrinolaringológica	52	10,9	8,1-15,87
Rinobronquite	47	9,8	6,99-14,6
Amebíase	18	3,7	2,35-6,09
Candidíase	17	3,6	2,18-5,89
Desnutrição e febre	15	3,1	2,08-5,78
Pioderma	13	2,8	1,59-4,57
Varicela	12	2,6	1,02-3,98
Conjuntivite	8	1,7	0,85-3,25
Meningite	4	0,8	0,32-2,12
Epilepsia	4	0,8	0,32-2,12
Doença cardíaca e febre	4	0,8	0,32-2,12
Desidratação e febre	3	0,6	0,21-1,82
Alergia	3	0,6	0,21-1,82
Periodontite	3	0,6	0,21-1,82
Envenenamento por paracetamol	2	0,4	0,11-1,50
Outro	5	1,0	0,21-1,82
Total	481	100,0	

Outros: Infecção genital, Infecção urinária, Distúrbio iônico, Circuncisão, Queimaduras térmicas

A infecção respiratória foi o diagnóstico mais citado (30,3%) . **Tabela XIII: Discriminação dos pacientes por motivo de internação**

Motivo da internação	Número n=37	Percentagem	IC 95%	
Desconforto respiratório	18	48,6	42,04-52,03	
Convulsão	10	27,2	24,8-31,09	
Desidratação	2	5,4	1,67-9,83	
MAS	2	5,4	1,67-9,83	
Dor abdominal	1	2,7	0,99-3,67	
Derrubar	1	2,7	0,99-3,67	
Desnutrição	1	2,7	0,99-3,67	
Pneumonia	1	2,7	0,99-3,67	

A dificuldade respiratória foi o principal motivo de internamento, representando 48,6% dos casos.

Prescrição de antibióticos

Tabela XIV: Distribuição dos pacientes por antibióticos prescritos

Antibióticos	Número n=481	Percentagem	IC 95%
Ceftriaxona	181	37,6	33,49-41,09
Amoxicilina	135	28,0	24,81-32,09
Gentamicina	104	21,6	18,67-25,01
Eritromicina	51	10,6	7,01-14,02
Cefixima	47	9,8	6,01-13,69
Amoxicilina + ácido clavulânico	42	8,7	5,2-12,03
Metronidazol	35	7,2	4,02-11,89
Azitromicina	16	3,3	1,02-6,45
Cotrimoxazol	6	1,2	0,57-2,69
Doxiciclina	5	1,0	0,45-2,42
Polimicina B	2	0,4	0,11-1,50
Outro	3	0,6	0,21-1,82

Outros: Vancomicina, Norfloxacina, Flucoxacilina

A ceftriaxona foi o antibiótico mais prescrito, aparecendo em 37,6% das prescrições.

Tabela XV: Distribuição dos pacientes por família de antibióticos prescritos.

Família	Número n=481	Percentagem	IC 95%
Antibióticos betalactâmicos	389	80,9	73,01-84,86
Aminosídeos	107	22,2	18,82-26,09
Macrolídeos	64	13,3	9,67-16,98
Nitro imidazóis	35	7,2	4,31-10,89
Tetraciclinas	7	1,4	0,88-3,47
Sulfonamidas	5	1,0	0,45-2,42
Fluoroquinolonas	3	0,6	0,21-1,82
Polipeptídeos	1	0,2	0,04-1,17
Glicopeptídeo	1	0,2	0,04-1,17

A família dos betalactâmicos foi a mais prescrita, respondendo por 80,9% dos casos.

Tabela XVI: Distribuição dos pacientes por dosagem de antibióticos prescritos por prescrição

Dosagem	Variável	Força de trabalho= 481	%	IC 95%
	Terapia antibiótica única	347	72,14	65,4-75,59
Número	Terapia bibibiótica	125	25,98	24,63-32,67
	Terapia tri-antibiótica	9	1,88	0,99-3,52
Via de administração	Oral	263	54,6	50,21-59,07
	Parenteral	204	42,4	38,07-46,87
	Local	14	2,91	1,74-4,83
	Curto	264	54,9	50,42-59,28
Duração	Longo	138	28,7	24,83-32,89
	Não especificado	79	16,4	13,38-20,00
	Duas vezes	280	58,21	53,76-62,54
Número de capturas por dia	Uma vez	195	40,54	36,24-44,99
	Três vezes	6	1,26	0,57-2,69

A antibioticoterapia única foi utilizada na maioria dos casos (72,14%). Via local: aplicação cutânea, auricular e ocular. A via oral foi responsável por 54,6% dos casos. Curto: menor ou igual a 7 dias; Longo: mais de 7 dias. A duração da antibioticoterapia foi curta em 264 pacientes, ou seja, 54,9% dos casos. A administração duas vezes ao dia foi responsável por 58,21% dos casos.

Tabela XVII: Repartição por combinação de antibióticos

Tipos de associação	Força de trabalho n=481	Percentagem	IC 95%
Nenhuma associação	347	72,2	65,4-75,59
Ceftriaxona + gentamicina	90	18,8	15,1-22,87
Amoxicilina + metronidazol	5	1,1	0,45-2,42
Eritromicina + metronidazol	5	1,1	0,45-2,42
Amoxicilina + ceftriaxona	4	0,8	0,32-2,12
Amoxicilina + azitromicina	4	0,8	0,32-2,12
Cefixima + metronidazol	4	0,8	0,32-2,12
Eritromicina + gentamicina	4	0,8	0,32-2,12
Amoxicilina + tetraciclina	3	0,6	0,21-1,82
Metronidazol + cotrimoxazol	2	0,4	1,67-9,83
Metronidazol + norfloxazol	2	0,4	1,67-9,83
Amoxi + ácido clavúnico + gentamicina	1	0,2	0,04-1,17
Tetraciclina + gentamicina	1	0,2	0,04-1,17
Ceftriaxona +gentamicina +Amoxicilina	1	0,2	0,04-1,17
Ceftriaxona + vancomicina	1	0,2	0,04-1,17
Cefixima + amoxicilina	1	0,2	0,04-1,17
Ceftriaxona +gentamicina +eritromicina	3	0,2	0,21-1,82
Eritromicina + tetraciclina	1	0,2	0,04-1,17
Gentamicina + amoxicilina	1	0,2	0,04-1,17
Metronidazol + tetraciclina	1	0,2	0,04-1,17
Penicilina G + gentamicina	1	0,2	0,04-1,17
Tetraciclina + gentamicina	1	0,2	0,04-1,17
Total	481	100,0	

A combinação ceftriaxona + gentamicina representou 18,8% dos casos.

Motivação para prescrição de antibióticos às crianças do estudo Tabela XVIII: Distribuição dos pacientes segundo motivo da prescrição.

Justificação	trabalhadores n=481	Percentagem	IC 95%
Hipótese infecciosa	476	99,0	97,59-99,59
Infecção confirmada	3	0,6	0,21-1,82
Sistemático em pacientes desnutridos	2	0,4	0,11-1,50
Total	481	100,0	

Infecções confirmadas estiveram presentes em 3 pacientes, representando uma taxa de 0,6% dos casos. **Conformidade das prescrições de antibióticos com diagnósticos de acordo com as diretrizes nacionais**

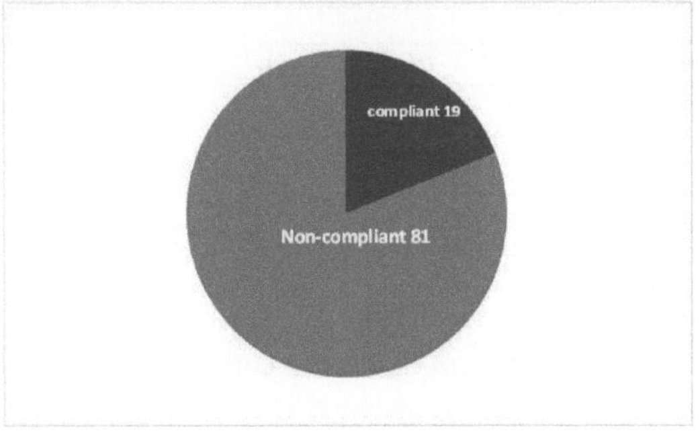

Figura 8: Distribuição conforme conformidade com a RENAM ou outras normas nacionais

A prescrição de antibióticos estava em conformidade com as diretrizes nacionais de prescrição em apenas 19% dos casos (IC 95%: [16,05-23,10] , mas não conforme em 81% (IC 95%: [76,90-83,95]).

Fatores que influenciam a qualidade das prescrições

Tabela XIX: Qualidade da prescrição por perfil do prescritor

		Compatível	
Perfil de Prescritor	Sim (%)	Não (%)	Total (%)
Doutor clínico geral	5 (41,6)	2 (15,4)	7 (28,0)
interno	3 (25,0)	10 (77,0)	13 (52,0)
Pediatra	4 (33,33)	1 (7,6)	5 (20,0)
Total	12 (100)	13 (100)	25 (100)

Fischer=7,38 p=0,081 (p>0,05)

Os clínicos gerais prescreveram 41,6% dos medicamentos, seguidos pelos estagiários 25%. A diferença não foi estatisticamente significativa (p>0,05).

Tabela XX: Qualidade da prescrição de acordo com o número de anos de experiência do prescritor

Anos de experiência	Compatível			
	Sim (%)	Não (%)		Total (%)
≤ 3 anos	2 (28,6)	7 (38,9)		9 (36,0)
> 3 anos	5 (71,4)	11 (61,1)		16 (64,0)
Total	7 (100)	18 (100)		25 (100)

Fischer=1,996 p=0,383 (p>0,05) IC 95%: 0,349-1,161

28,6% dos prescritores com experiência ≤ 3 anos e 71,4% dos prescritores com experiência > 3 anos prescreveram de acordo com a RENAM ou outra referência nacional. A diferença não foi estatisticamente significativa (p>0,05).

Tabela XXI: Qualidade da prescrição segundo treinamento em antibioticoterapia recebido

	Compatível		
Treinamento recebido em terapia antibiótica	Sim (%)	Não (%)	Total (%)
Sim	4 (33,33)	1 (7,7)	5 (20,0)
Não	8 (66,67)	12 (92,30)	20 (80,0)
Total	12 (100)	13 (100)	25 (100)

Fischer=6,782   p=0,029 (p<0,05) IC 95%   : 0,242-5,616

Os prescritores que receberam treinamento em antibioticoterapia prescreveram 33,33% de prescrições conformes. A diferença é estatisticamente significativa (p<0,05).

Tabela XXII: Qualidade da prescrição segundo disponibilidade da RENAM

Disponibilidade do documento RENAM	Compatível		
	Sim (%)	Não (%)	Total (%)
Sim	1 (12,5)	1 (5,9)	2 (8)
Não	7 (87,5)	16 (94,1)	23 (92)
Total	8 (100)	17 (100)	25 (100)

Fischer=2.224 p =0,148 (p>0,05) IC 95%: 1,341-2,984

12,5% dos prescritores que tiveram acesso à RENAM prescreveram prescrições conformes. A diferença não foi estatisticamente significativa p>0,05.

Tabela XXIII: Qualidade da prescrição por sexo da criança

		Compatível	
Sexo da criança	Sim (%)	Não (%)	Total (%)
Macho	46 (51,7)	176 (44,9)	222 (46,1)
Fêmea	43 (48,3)	216 (55,1)	259 (53,9)
Total	89 (100)	392 (100)	481 (100)

Qui2=1,345 ddl=1 p=0,246 (p>0,05)

Das crianças do sexo masculino, 51,7% receberam prescrições conformes. A diferença não foi estatisticamente significativa (p>0,05).

Tabela XXIV: Qualidade da prescrição por sexo do prescritor

		Compatível	
Sexo de prescritor	Sim (%)	Não (%)	Total (%)
Macho	5 (71,4)	12 (66,7)	17 (68,0)
Fêmea	2 (28,6)	6 (33,3)	8 (32,0)
Total	7 (100)	18 (100)	25 (100)

Fischer=0,063 p=0,83 (p>0,05)

A prescrição estava de acordo com a RENAM para 71,4% dos prescritores do sexo masculino e 28,6% das prescritoras do sexo feminino. A diferença não foi estatisticamente significativa p >0,05.

Tabela XXV: Qualidade das prescrições por faixa etária da criança

Compatível			
Faixa etária de a criança	Sim (%)	Não (%)	Total (%)
[0-12] meses	48 (53,9)	195 (49,7)	243 (50,5)
[13-59] meses	41 (46,1)	197 (50,3)	238 (49,5)
Total	89 (100)	392 (100)	481 (100)

p=0,476 (p>0,05)

Na faixa etária [0-12] meses , 48% das prescrições foram conformes, e na faixa etária [13-59] meses , 41% foram conformes. A diferença não foi estatisticamente significativa (P>0,05).

Tabela XXVI: Qualidade das prescrições por profissão do pai

Compatível			
Profissão de pais	Sim (%)	Não (%)	Total (%)
Varejista	29 (32,6)	115 (29,3)	144 (29,9)
Funcionário público	12 (13,5)	48 (12,2)	60 (12,5)
Não especificado	4 (4,4)	23 (5,9)	27 (5,6)
Trabalhador	7 (7,8)	95 (24,2)	102 (21,2)
Agricultor	7 (7,8)	11 (2,8)	18 (3,7)
Funcionário não público	23 (25,8)	83 (21,2)	106 (22,1)
Outros a especificar	7 (7,8)	17 (4,1)	23 (4,8)
Total	89 (100)	392 (100)	481 (100)

p=0,008 (p< 0,05)

As crianças cujos pais eram lojistas receberam 29% de prescrições conformes, seguidas de 23% para empregados assalariados e 12% para funcionários públicos. A diferença é estatisticamente significativa, p<0,05.

Tabela XXVII: Qualidade da prescrição por modo de monitoramento

		Compatível	
Modo de rastreamento	Sim (%)	Não (%)	Total (%)
Ambulatório	76 (85,3)	369 (94,1)	445 (92,5)
Hospitalizado	13 (14,7)	23 (5,9)	36 (7,5)
Total	89 (100)	392 (100)	481 (100)

p=0,005 (P<0,05)

Os pacientes ambulatoriais receberam 76% de prescrições conformes. A diferença foi estatisticamente significativa em P<0,05.

Tabela XXVIII: Qualidade das prescrições de acordo com o diagnóstico utilizado

Compatível				
Diagnóstico selecionado	Sim (%)		Não (%)	Total (%)
Infecções respiratórias	26 (29,2)		120 (30,6)	146 (30,3)
Amidalite	5 (5,7)		64 (16,3)	69 (14,3)
Malária	2 (2,3)		54 (13,8)	56 (11,6)
Infecção otorrinolaringológica	2 (2,3)		50 (12,7)	52 (10,9)
Rinobronquite	1 (1,1)		46 (11,7)	47 (9,8)
Amebíase	8 (9,0)		10 (2,5)	18 (3,7)
Candidíase	7 (7,6)		10 (2,5)	17 (3,6)
Desnutrição e febre	5 (5,4)		10 (2,5)	15 (3,1)
Pioderma	8 (9,0)		5 (1,2)	13 (2,8)
Varicela	8 (9,0)		4 (1,0)	12 (2,6)
Epilepsia	2 (2,2)		2 (0,5)	4 (0,8)
Doença cardíaca e febre	2 (2,2)		2 (0,5)	4 (0,8)
Desidratação e febre	1 (1,1)		2 (0,5)	3 (0,6)
Outro	12 (13,5)		13 (3,3)	25 (5,2)
Total	89 (100)		392 (100)	481 (100)

Pacientes com infecções respiratórias receberam 29,2% de prescrições conformes. Mas para todas as prescrições relativamente às patologias diagnosticadas, a adesão em termos de prescrição de antibióticos foi de apenas 19%, sendo a não adesão responsável por 81%.

COMENTÁRIOS E DISCUSSÕES

Em termos de cumprimento dos objectivos, o objectivo deste estudo foi avaliar a qualidade da prescrição de antibióticos em seis (06) serviços de saúde em Bamako em 2023. No final, atingimos os nossos objectivos, mas certas restrições limitaram o estudo. Não levamos em consideração todas as prescrições de antibióticos porque elas foram feitas em diversos consultórios dos diversos locais do estudo. O tempo e os recursos humanos não nos permitiram ser exaustivos neste aspecto. Além disso, constatamos que a RENAM não havia dado orientações precisas sobre determinados diagnósticos, o que não favorecia a harmonização das prescrições em relação ao mesmo diagnóstico . No entanto, isto não pôs em causa a validade dos dados observados.

No que diz respeito às características dos sujeitos do estudo , em relação à idade e ao sexo das crianças, das 481 prescrições coletadas, 54% eram do sexo masculino, com proporção de sexo de 1,17. A mesma constatação foi feita por Bamba A Sangaré (8) em 2020, com uma proporção de sexo de 1,3. A mesma constatação foi feita por Bamba A Sangaré (8) em 2020, com uma proporção de sexo de 1,3. Hiddou et al (12) em 2018 obtiveram uma proporção de sexo de 1,07. Isto poderia ser explicado em parte pelo fato de que nesta idade de desenvolvimento o sexo masculino é mais ativo e mais turbulento, o que o expõe a muitos problemas de saúde. A faixa etária [0-12] meses foi a mais representada com 50,5%, a idade média foi de 17,7 meses com extremos de 1 e 59 meses .

Em termos de prescritores, 68% das prescrições foram escritas por prescritores do sexo masculino, com uma proporção de sexo de 2,12. Esse resultado contraria o estudo de Camille A em 2020 (40), que constatou que 54,7% das prescrições foram escritas por mulheres. Esse resultado contraria o estudo realizado por Camille A em 2020 (40), que constatou que 54,7% das prescrições foram escritas por mulheres. A maioria dos prescritores (64%) prescrevia há mais de 3 anos. Isto pode ser explicado pelo facto de a maioria dos prescritores serem clínicos gerais, internos ou pediatras com vários anos de experiência. A maioria das prescrições (52%) foram prescritas por internistas e 28% por clínicos gerais. Estes resultados são contrários aos encontrados por Sellam et al (38) em 2015, que obtiveram 21% de prescrições de clínicos gerais e 12% de pediatras, e de Adissa et al (39) em 2018 após estudo semelhante realizado no sul -oeste da Nigéria, com resultado de 48,5% de prescrições médicas. São também contrários aos encontrados por Ciré et al (40) sobre a "Prescrição de antibióticos na enfermaria pediátrica do Hospital Nacional Ignace Deen de Conacri em 2020", com 55% de prescrições por clínicos gerais e 45% por especialistas.

Em termos de receitas emitidas, quase todas as receitas que recebemos incluíam o nome do paciente. Isso pode ser explicado pelo fato de a maioria das prescrições incluir um cabeçalho com o nome do paciente. A idade e o sexo foram indicados em 97,1% e 94,4% das prescrições da nossa amostra, respetivamente. O peso foi mencionado em 79,4% das nossas amostras, o que pode ser explicado pelo facto de, nas enfermarias pediátricas, o peso das crianças ser medido sistematicamente à chegada, o que permite ajustar a dosagem dos antibióticos nas crianças. A maior parte da nossa amostra foi coletada em ComHCs (57,4%), seguida por 30,1% coletada em CSREFs e 12,5% em hospitais. Esta elevada taxa de prescrição nos ComHCs pode ser explicada pelo facto de os ComHCs serem o primeiro ponto de contacto com os pacientes antes de serem encaminhados para outros níveis da pirâmide de saúde em caso de complicações.

Quanto às **características clínicas e** situação vacinal, **a** maioria dos pacientes (95,8%) foi vacinada corretamente de acordo com o EPI. Este resultado é superior ao da UNICEF Mali, que constatou que 45% das crianças receberam todas as vacinas básicas (41). O estado nutricional mostrou que 5% dos nossos pacientes estavam desnutridos, dos quais 2,9% apresentavam desnutrição grave e 2,1% desnutrição moderada. Nossos resultados são inferiores aos da pesquisa nacional, que constatou que 27% das crianças apresentavam desnutrição crônica, 9% apresentavam desnutrição aguda e 19% apresentavam baixo peso(42). Esta diferença pode ser explicada pelo facto de os dados não terem sido recolhidos nos departamentos de nutrição .

As **características paraclínicas,** o hemograma e a PCR mostraram que foi realizado hemograma em 11,5% dos nossos pacientes e 4,2% dos casos apresentavam hiperleucocitose neutrofílica. A PCR foi realizada em 6,9% dos pacientes e positiva em 2,9%.

A BCE do LCR foi realizada em 6 pacientes (1,4%) e foi positiva em 4 pacientes (0,8%). A baixa taxa de realização desses exames poderia ser explicada pela disponibilidade e pelo alto custo dos exames, mas também pelo fato de não serem realizados rotineiramente em pacientes ambulatoriais.

O RDT ou gota espessa foi positivo em 18 pacientes (3,7%). Este resultado pode ser explicado pelo facto de o momento da colheita não ter sido o período de pico da malária .

Em termos de antibioticoterapia, a prescrição das famílias de antibióticos mostra que as famílias de antibióticos mais prescritas foram os antibióticos betalactâmicos (80,9%), seguidos dos aminoglicosídeos (22,2%), macrólidos (13,3%) e nitroimidazóis (7,2%). Nossos resultados são semelhantes aos de Ouleymatou K (43) em 2022 em Bamako, com 36,9% de beta-lactâmicos, seguidos por quinolonas (33,4%) e macrolídeos (15,5%).No Hospital Sikasso, Kadidia Konate 2020 também encontrou um alto taxa de prescrição de betalactâmicos (58,5%), seguido de nitroimidazóis (20,9 %) , aminoglicosídeos (16,2%) e quinolonas (3,3%)(44). A predominância dos betalactâmicos pode ser devida à sua eficácia no tratamento de infecções frequentes, ao seu amplo espectro de ação e boa tolerância em crianças e ao seu menor custo. Este uso generalizado de antibióticos beta-lactâmicos pode eventualmente levar à resistência e ao abandono dos antibióticos beta-lactâmicos convencionais.

A associação de antibióticos constatou que foram utilizadas 14 moléculas pertencentes a 9 famílias. A maioria dos pacientes (72,4%) estava em monoterapia e a ceftriaxona foi a mais prescrita, respondendo por 37,6% das prescrições, seguida pela amoxicilina (28%) e 21,6 %. gentamicina. Contrariando os resultados de O. Ikobo et al 2022 em Brazzaville, que constatou que a gentamicina foi prescrita predominantemente em 92,7% dos casos, seguida pela amoxicilina em 38,8%(45). Um estudo realizado no início de 2020 na Itália (46) mostrou que a penicilina foi prescrita predominantemente em 52% dos casos, seguida pelas coamoxicilinas em 33% e pelos macrolídeos em 10%. A combinação ceftriaxona+gentamicina foi a mais prescrita, correspondendo a 18,8% dos casos. Essa combinação foi a mais utilizada no estudo de Bamba A Sangaré(8). A maioria dos tratamentos (54,9%) durou sete dias ou menos e em 16,4% dos casos a duração não foi mencionada. Este resultado é semelhante aos encontrados por Ciré et al (40) em Conacri com duração de antibioticoterapia menor ou igual a sete dias em 73% dos casos. Isso pode ser explicado pelo fato de a maioria dos pacientes ter sido atendida em consulta e não necessitar de internação ou apresentar infecção grave que exigiu tratamento prolongado. É muito importante ser preciso quanto à duração do tratamento, pois isso permite ao paciente observar o tratamento e não interrompê-lo após o desaparecimento parcial dos sinais de infecção. No que diz respeito à via de administração do antibiótico, preferência pela via oral foi observado. De facto, 63,4% dos antibióticos prescritos foram por esta via, seguida de 42,4% por via parentérica e 2,9% por via local. Nossos resultados contrariam os de Diradourian et al (47) em

2022, que constataram que 77% das prescrições foram por via intravenosa. Também é contrário ao de MN'fafing Sangaré (10) em 2022, que constatou que 65,8% dos antibióticos foram prescritos por via intravenosa. Diallo et al(48) encontraram em estudo realizado na enfermaria pediátrica do Centro Médico Comunitário de Ratoma (CMC) que 87,4% das prescrições eram de antibióticos orais. A predominância da via oral em nosso estudo pode ser explicada pelo fato de a maioria dos pacientes ser ambulatorial (92%) e a via oral ser mais fácil de usar e menos dispendiosa.

Os sinais de início e a hipótese de diagnóstico mostraram que a febre foi observada em 70,3% dos casos, enquanto o resfriado comum (35,1%) e a tosse (37,8%) foram os principais sinais de aparecimento. Estes sinais estiveram relacionados com os diagnósticos mais comuns , nomeadamente infecções respiratórias (30,3%), seguidas de amigdalites (14,3%) e malária (11,6%). A mesma observação foi feita por F. Messina et al (49) após estudo realizado na Itália com 56% de infecções do trato respiratório e predomínio de 67,8% de otite média aguda.

No Mali, em 2018, de acordo com o 6.º Inquérito Demográfico e de Saúde, 2% das crianças com menos de 5 anos apresentavam sintomas de infecções respiratórias inferiores. O Mali, tal como a maioria dos países da África Subsariana, regista a malária como a principal causa de mortalidade e morbilidade. Em 2018, de acordo com o sistema de informação sanitária, foram registados 2.614.104 casos confirmados de malária e 1.001 mortes. A malária foi o principal motivo de 39% das consultas(42) . Dados alemães mostram que 70% das prescrições de antibióticos para crianças e adolescentes menores de 15 anos s ã o para infecções do trato respiratório(46) .

A avaliação da qualidade das prescrições revelou que a não conformidade com a RENAM e a não indicação da posologia e duração do tratamento foram as causas da má prescrição. Globalmente, a qualidade da prescrição médica não estava em conformidade com a RENAM, pelo que as prescrições foram consideradas de má qualidade em 81% dos casos. Bamba A Sangaré do CHU Gabriel Touré em 2020 constatou que em 68,3% dos casos a antibioticoterapia não estava adaptada às recomendações nacionais e/ou internacionais. Ouleymatou K (43) em 2022 descobriu que 60,7% das prescrições eram de boa qualidade.

CONCLUSÃO

Ao final do estudo, constatou-se que os principais fatores que influenciaram a qualidade da prescrição de antibióticos foram a prescrição, a forma de acompanhamento, a ocupação dos pais e a formação em antibioticoterapia. Os antibióticos betalactâmicos foram os mais prescritos. Da mesma forma, constatou-se que o consumo de antibióticos era elevado na pediatria, tanto em regime ambulatorial como hospitalar. Por outro lado, observou-se nas instalações visitadas que a maioria das prescrições de antibióticos não cumpriam o RENAM, sendo que algumas prescrições foram feitas sem confirmação de exame clínico ou paraclínico. Da mesma forma, constatou-se que a RENAM não informou nem a dosagem nem a duração do tratamento antibiótico. Isto pode ter ocorrido porque a RENAM não informou a dosagem nem a duração do tratamento antibiótico para uso em crianças. Seria desejável rever esta ferramenta para torná-la completa, a fim de facilitar a implementação de ações para promover o uso adequado de antibióticos em pediatria para garantir que as crianças recebam cuidados adequados e de alta qualidade para o seu bem-estar.

REFERÊNCIAS

1. Brian J. Werth. Manuais MSD para o público em geral . 2022 [citado em 18 de janeiro de 2024]. Apresentação de antibióticos - Infecções. Disponível em: https:
//www.msdmanuals.com/fr/accueil/infections/antibiotiques/pr%C3%A9sentation-des-antibiotiques
2. Masson E. EM-Consulte. 1994 [citado em 18 de janeiro de 2024]. Evolução da resistência bacteriana aos antibióticos. Disponível em: https : //www.em-consulte.com/article/11783/evolution-de-la-resistance-bacterienne-aux-antibio
3. Wikipédia. Antibiótico. In: Wikipédia [Internet]. 2023 [citado em 17 de janeiro de 2023]. Disponível em: https://fr.wikipedia.org/w/index.php?title=Antibiotique&oldid=200349724
4. Traore MN Avaliação da prescrição de antibióticos entre pacientes ambulatoriais do CHU-CNOS de Bamako: cerca de 227 casos. [Internet] [Tese de Medicina]. [Bamako]: USTTB; 2019 [citado em 17 de janeiro de 2023]. Disponível em: https://bibliosante.ml/bitstream/handle/pdf
5. ReAgir [Internet]. [citado em 23 de janeiro de 2023]. Planos de Acção Nacionais sobre a RAM. Disponível em : https://www.reactgroup.org/national-action-plans/
6. Da L, Somé D, Yehouenou C, Ouédraogo AS, Lienhardt C, Poda A. Estado atual da resistência aos antibióticos na África Subsaariana. Formulário de Mal Infect de Medicina. 1º de março de 2023;2(1):3-12.
7. Sr. KANTA Seydou. Antibioticoterapia no serviço de pediatria do Hospital Universitário Gabriel Touré em https://www.keneya.net/fmpos/theses/2008/pharma/pdf/
8. sangaré.B A. Análise da prescrição de antibióticos no serviço de Pediatria do CHU Gabriel Toure Bamako, [Tese de Medicina]. [Bamako]: USTTB; 2020 [citado em 14 de janeiro de 2023]. Disponível em : https://www.bibliosante.ml/bitstream/handle/
9. QUEM. Organização Mundial de Saúde. 2020 [citado em 17 de janeiro de 2023]. Resistência a antibióticos. Disponível em : https://www.who.int/en/news-room/fact-sheets/detail/antibiotic-resistance
10. SANGARE MN. ANÁLISE DA PRESCRIÇÃO DE ANTIBIÓTICOS EM ESTRUTURAS HOSPITALARES: CASO DO CHU HOPITAL DU MALI [Internet] [tese de farmácia]. [Bamako]: USTTB; 2022 [citado em 14 de janeiro

de 2023]. Disponível em: https:
//www.bibliosante.ml/bitstream/handle/123456789/5393/22P11.pdf?sequen
ce=1&isAllowed=y

11. Armann J, Rüdiger M, Berner R, Mense L. Prescrição restritiva de
antibióticos em bebês prematuros com ruptura prematura de membranas. BMC
Pediatr. 12 de julho de 2022;22:408.
12. Hiddou A, Hamdani H, Elmouaych I, Zemmrani Y, Ahroui Y, Fouad A, et
al. Avaliação da prescrição de antibióticos em emergências pediátricas no
Hospital Universitário Mohammed VI em Marrakech. J Pediatria Puericultura.
1º de março de 2018;31(1):34-9.
13. LAGNIKA Yazid Akin-Ola. AVALIAÇÃO DA PRESCRIÇÃO DE
ANTIBIÓTICOS NO CENTRO DE SAÚDE DJEFFA. 2019;42.
14. QUEM. Organização Mundial de Saúde. 2016 [citado em 26 de outubro de
2023]. Plano de ação global para combater a resistência antimicrobiana.
Disponível em: https: //www.who.int/fr/publications-detail/9789241509763
15. O'Neill, Jim. Coleção Bem-vindo. 2014 [citado em 10 de novembro de
2023]. Resistência antimicrobiana: enfrentando uma crise para a saúde e a
riqueza das nações / Revisão sobre Resistência Antimicrobiana presidida por
Jim O'Neill. Disponível em: https://wellcomecollection.org/works/rdpck35v
16. Yalcouye EY. Prescrição de antibióticos no Serviço de Pronto Atendimento
do Hospital Universitário Gabriel Touré [Internet] [Tese de Medicina].
[Bamaco]; 2020 [citado em 14 de janeiro de 2023]. Disponível em :
https://www.bibliosante.ml/bitstream/handle/123456789/4099/20M268.pdf?seque
nce=1&isAllowed=y
17. Ebongue CO, Tsiazok MD, Mefo'o JPN, Ngaba GP, Beyiha G, Adiogo D.
Evolução da resistência aos antibióticos em enterobactérias isoladas no Hospital
Geral de Douala de 2005 a 2012. Pan Afr Med J [Internet]. 2015 [citado em 17
de janeiro de 2023];20. Disponível em: https:
//www.ncbi.nlm.nih.gov/pmc/articles/PMC4482524/
18. Larousse É. bactérie científico Latim bactéria do grego baktêrion pauzinho -
LAROUSSE [Internet]. [citado em 20 de setembro de 2023]. Disponível em:
https: //www.larousse.fr/encyclopedie/divers/bact%C3%A9rie/25038
19. Marouf manel -. Academia. 2014 [citado em 9 de fevereiro de 2023].
Estrutura e fisiologia das bactérias: Anatomia - Estrutura |. Disponível em: https:
//www.academia.edu//Structure_et_fisiologie_de_la_bacerie/Anatomie_Structure
20. Futura. Futura. 2023 [citado em 7 de fevereiro de 2023]. Bactérias.
Disponível em: https://www.futura-sciences.com/health/definitions/medicine-
bacteria-101/

21. VIDAL [Internet]. [citado em 13 de janeiro de 2023]. Antibiótico. Disponível em: https: //www.vidal.fr/medicaments/utilisation/antibiotiques/antibiotiques-c-est-quoi.html

22. Antibiótico. In: Wikipédia [Internet]. 2023 [citado em 21 de setembro de 2023]. Disponível em: https://fr.wikipedia.org/w/index.php?title=Antibiotique&oldid=204404331

23. Antibióticos [Internet]. [citado em 29 de novembro de 2023]. Lista de antibióticos. Disponível em: http://www.antibiotique.eu/liste-dantibiotiques.html

24. Antibióticos: modos de ação, mecanismos de resistência - devsante.org [Internet]. [citado em 7 de outubro de 2023]. Disponível em: https://devsante.org/articles/antibiotiques-modes-d-action-mecanismes-de-la-resistance/

25. Djaouida R. Antibióticos em medicina veterinária. :66.

26. Wikipédia. Prescrição. In: Wikipédia [Internet]. 2020 [citado em 1º de novembro de 2023]. Disponível em: https://fr.wikipedia.org/w/index.php?title=Prescription_(m%C3%A9decine)&oldid=176416528

27. Marion Berthon. Diagnóstico médico [Internet]. 2020 [citado em 2 de novembro de 2023]. Disponível em: https: //www.deuxiemeavis.fr/blog/article/310-le-diagnostic-medical-les-etapes-pour-trouver-votre-maladie

28. Elsan [Internet]. 2023 [citado em 2 de novembro de 2023]. ECBU. Disponível em: https : //www.elsan.care/fr/pathologie-et-tratamento/urinary-disease/ecbu-deroulement-interet

29. Hospitais M. Melhores hospitais da Índia | Hospitais Medicover. [citado em 2 de novembro de 2023]. Análise do líquido cefalorraquidiano (LCR) | Medicover. Disponível em: https: //www.medicoverhospitals.in/fr/diagnostics-pathology-tests/cerebrospinal-fluid-análise

30. PM de Tulkens. Farmacologia Geral de Antibióticos.

31. Resistência a antibióticos. In: Wikipédia [Internet]. 2023 [citado em 13 de outubro de 2023]. Disponível em: https://fr.wikipedia.org/w/index.php?title=R%C3%A9sistance_aux_antibiotiques&oldid=208461607

32. Gres E. Práticas de prescrição de antibióticos de acordo com a classificação AWARE em crianças menores de cinco anos de idade a nível descentralizado e hospitalar na África Ocidental (2021-2022).

33. Veyssiere A. Resistência aos antibióticos nas bactérias mais comumente

encontradas em infecções comunitárias, ponto da situação em 2019.

34. FH. Mecanismos de resistência a agentes antibióticos anti-infecciosos [Internet]. 2022 [citado em 13 de outubro de 2023]. Disponível em: http://aemip.fr/?page_id=3765

35. Antibioticoterapia: definição, duração, indicações, princípios [Internet]. 2022 [citado em 12 de outubro de 2023]. Disponível em: https://sante.journaldesfemmes.fr/fiches-medicaments/2803557-antibiotherapie-definition-indications/

36. Denes É, Hidri N. Sinergia e antagonismo na antibioticoterapia. Antibióticos. Maio de 2009;11(2):106-15.

37. FEDRAVET. Regras para associação de moléculas [Internet]. Fedravet. [citado em 12 de outubro de 2023]. Disponível em: https://fedravet.com/regles-d-association-des-molecules/

38. Sellam A, Chahwakilian P, Cohen R, Béchet S, Vie Le Sage F, Lévy C. [Impacto das diretrizes sobre prescrições ambulatoriais de antibióticos pediátricos]. Arch Pediatr. 1 de junho de 2015;22(6):595-601.

39. Adisa R, Orherhe OM, Fakeye TO. Avaliação de prescrições e uso de antibióticos em crianças menores de cinco anos em Ibadan, sudoeste da Nigéria. Afr Ciências da Saúde. dezembro de 2018;18(4):1189.

40. Ciré BM, Sidikiba S, Lamine DM, Bella S, Binta DF, Moustapha DM, et al. Prescrição de antibióticos no serviço pediátrico do Hospital Nacional Ignace Deen em Conakry (Guiné) / Prescription des Antibiotiques dans le service de pediatrique do Hôpital National Ignace Deen à Conakry (Guinée).

41. Fatou Diagne. UNICEF. [citado em 23 de outubro de 2023]. As vacinas são gratuitas – mas algumas crianças não as tomam. Disponível em: https://www.unicef.org/mali/recits/les-vaccins-sont-gratuits-pourtant-some-children-don't-receive-them .

42. INSTAT, CPS/SS-DS-PF e ICF. Inquérito Demográfico e de Saúde do Mali 2018.6ª edição. Bamako, Mali e Rockville, Maryland, EUA; 2018.

43. KEITA O. ANÁLISE FARMACÊUTICA DA PRESCRIÇÃO DE ANTIBIÓTICOS NAS FARMÁCIAS PRIVADAS DA COMUNIDADE I DO DISTRITO DE BAMAKO. 2021;79.

44. Kadidia K. ANÁLISE DA PRESCRIÇÃO DE ANTIBIÓTICOS NO HOSPITAL SIKASSO [Thèse de medecine]. [Bamako]: USTTB; 2020.70p.

45. Ollandzobo Ikobo LC, Pea EA, Ngakengni NY, Ekouya Bowassa G, Mbika Cardorelle A. Prescrição de antibióticos em neonatos hospitalizados em Brazzaville. J Pediatria Puéricultura. 1 de fevereiro de 2022;35(1):29-35.

46. MSc JAB MPH, Malte Kohns Vasconcelos. Tratamento racional com

antibióticos na prática pediátrica [Internet]. Pediatria Suíça. 2023 [citado em 18 de outubro de 2023]. Disponível em: https: //www.paediatrieschweiz.ch/fr/traitement-antibiotique-rationnel-en-pratique-pediatrique/

47. Diradourian L, Walser S, Labrune P, Sandrine R, Lambert De Cursay C. Antibióticos em crianças hospitalizadas: avaliação do uso correto e métodos de prescrição. Clínica Farmacêutica. 1º de dezembro de 2022;57(4):e122-3.

48. Diallo ML, Barry IK, Camara E, Diallo SB, Bangoura K, Ondima LHM, et al. Prescrição de antibióticos para crianças de 0 a 14 anos no serviço de pediatria do Centro Médico Comunal (CMC) de Ratoma. J Rech Sci L'Université Lomé. 2019;21(3):343-8.

49. Messina F, Clavenna A, Cartabia M, Piovani D, Bortolotti A, Fortino I, et al. Prescrição de antibióticos na população pediátrica ambulatorial atendida em serviços de emergência na Lombardia, Itália: uma revisão retrospectiva do banco de dados. BMJ Pediatria Open. 11 de dezembro de 2019;3(1):e000546.

ÍNDICE

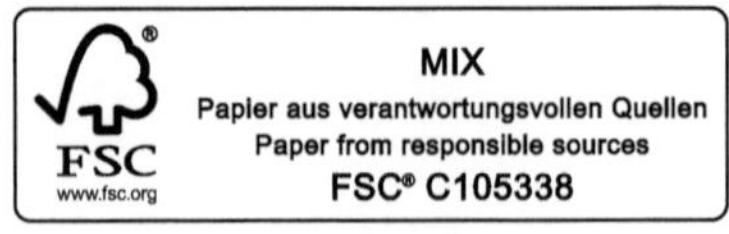

Printed by Books on Demand GmbH, Norderstedt / Germany